Medical Affairs
in the Healthcare Industry-
An introduction

Peter Kruse, MD, PhD

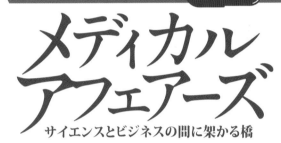

監修：一般財団法人 日本製薬医学会 JAPhMed

メディカル
アフェアーズ

サイエンスとビジネスの間に架かる橋

JN033913

目　次

法的陳述

監訳者まえがき

　メディカルアフェアーズ（Medical Affairs、以下 MA）は、米国の製薬企業においては約半世紀前から機能や組織として存在している。

　日本では、2000 年に入ってすぐに医薬品など未承認・適応外使用の情報提供と販売促進との関係が社会問題にまで発展した。これを契機として製薬業界では、医薬品等の未承認・適応外情報の取り扱いに関する自主規制が始まった。一方で、医療の現場では目の前の患者さんに最善の治療を提供するために、市場にある医薬品等をその薬事承認の範囲にかかわらず、医師の裁量権の範囲内で使用することも少なからず存在している。このために医療の現場からは、当該医薬品等に関する情報を最も多く有する製薬企業等に対して必要な情報提供を要請することになる。これに対応して製薬企業等は、当該医薬品等の科学的根拠に基づく正確な情報を医療の現場に届けることが必要である。

　このように、適切な状態での医療現場と製薬企業等との情報交換は、医学、薬学、治療の進歩にとってきわめて重要である。

　一方、製薬企業等は医薬品等を製造販売して利益を得る営利組織でもある。同種同効薬が複数存在する市場環境でセールスマーケティング（S & M）部門が当該医薬品等の情報を駆使して販売戦略を立案・実行することも営利組織としては当然のことである。

　しかしながら、製薬企業等が取り扱う商品は医薬品等であり、当該製品により最終利益を享受するのが病に苦しむ患者さんであること、その患者さんと製薬企業等との間に処方権を有する医師や医師をサポートする医療関係者が介在することが問題をさらに複雑化している。

　ここで米国の状況を振り返ると、2000 年代に入って医師に対するコンサルタント料の支払いや、証券の譲渡等や金品の授受、酒食のもてなし

など、金額の小さな「贈与」も不適切な関係を生む危険性があるとして、注意の目が向けられるようになった。医師が製薬企業等から会合への出席・出張に便宜を図ってもらったり、飲食の接待を受けたりするうちに、患者さんについての医師の臨床判断に影響が及ぶ危険性が懸念されるようになっていった。

このような状況から米国科学アカデミー医学研究所（Institute of Medicine, IOM）が、2009年に「医療関連企業が医師・研究施設に対して行った金品の供与を全米レベルで報告・公開する仕組みを作るべきである」とする報告書を作成し、これを受けて2010年3月にサンシャイン法案が成立し、2013年2月からサンシャイン法および施行規則が施行された。

同様に日本での状況を振り返ると、製薬企業等の営業担当者は約100年の歴史があり、当初はプロパー（propagandist）と呼ばれていた。その時代のプロパーは自社医薬品等の販売促進が主な活動であり、医療機関を訪問して、販売促進のために医師の御用聞きや接待、論文コピーの無償提供等、さまざまなサービスを提供していたといわれている。また、当時のプロパーは価格決定を任されていたために、過度の割引である「添付販売」も横行し、医師が不要な薬を処方する誘引になったともいわれている。

これらに対する批判に対応するために、1993年に日本製薬工業協会は「医薬情報担当者の行動基準」を制定し、その後は医薬情報担当者（MR）に呼称を統一した。この行動基準では、金銭や物品の提供を禁止し、MRは医学・薬学に関する知識を習得して、医科学的な根拠に基づく正確な情報を、偏りなく公平に提供することを定めている。1997年からは製薬業界における「MR認定試験制度」を設置し、多くのMRがこの資格を取得している。MRの多くは製薬企業に属し、自社の医薬品等の情報を医師や薬剤師に提供している。さらにMRは、副作用情報の収

	日本	米国
医科学的要素	MD / MSL / MR	MD / MSL
販売促進要素	MS	SR

メディカルサイエンスリエゾン（MSL）の日本と米国の位置付けの相違

集、提供も担当している。

　ここで、MR と MA 部門に属することが多いメディカルサイエンスリエゾン（Medical Science Liaison, MSL）について、日本と米国の状況を比較してみると、図のように表現できる。

　日本では MR の歴史が長く、その範囲が販売促進的要素（売上数字で人事評価がなされている等）と医科学的要素（医科学的情報交換、副作用情報の収集、提供等）の両方にまたがっているところが、米国と日本で大きく異なる点である。

　日本製薬医学会（JAPhMed）MA 部会では、毎月、定例会議を設けて、これらの MA 機能全般の最新動向の調査に加えて、主な MA 機能

であるMSL、エビデンス創出（臨床研究、リアルワールドデータ研究等）、パブリケーション、メディカルインフォメーション等に係る状況について情報交換している。さらに、これらの各MA機能の状況調査およびその結果の公表、論文化を実施する学術的活動とともに、3年後、5年後を見据えた提言も公表している。

　特にMSLについては、2011年から2年間隔で製薬企業等における状況を調査しており、その結果は関連するJAPhMed年次大会、関連学会及び論文等で公表している。

　このような学術活動の一環として、本書に触れる機会があったところに出版社（協和企画）の担当者から翻訳の提案があった。JAPhMed MA部会で翻訳の監修について協議した結果、新たにMA部門を設置

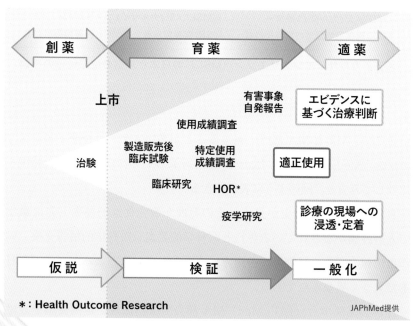

MAの役割　創薬と育薬、そして適薬

しようとする製薬企業等の参考になること、米国をはじめとする海外の状況をまとめて理解できること、医療機関の医師や医療関係者がMAは何をしているのかを理解するのに参考になることなどの意見があり、有志で翻訳を監修することにした。

　本書の著者であるPeter Kruse博士は、医療関係者として12年以上にわたり製薬企業のMA担当者と接し、その後、16年以上は製薬企業側の立場でMAを経験されていることから、合計約30年間にわたりMAを見てきたことになる。本書の内容は、国や地域の事情による部分を除けば、JAPhMed MA部会で協議している内容と大きな相違点はなく、MA機能について簡潔かつ分かりやすくまとめられている。そこで、翻訳の監修にあたっては、日本で翻訳書として読まれる場合に誤解を招く恐れがある部分については意訳するとともに、必要に応じて「日本での状況」に関するコラムを追記した。

　本書がMA機能の概略を理解しようとする読者にとって少しでも貢献できれば幸いである。

2020年7月

日本製薬医学会（JAPhMed）メディカルアフェアーズ（MA）部会長
岩崎幸司

著者まえがき

　ヘルスケア業界は、患者さんの生活の質（QOL）向上を目指すさまざまな製品とサービスを包含している。そこで常に中心に位置付けられるのは、最終消費者としての患者さんである。高血圧治療に用いるような薬剤、遺伝子組換えヒト凝固因子のような生物学的製剤、さらにはステントや人工心臓弁のような医療機器等、多岐にわたる製品やサービスは、すべては患者さんの QOL を高めることを目的として、慎重にデザイン・製造され、販売されている。

　ヘルスケア企業が持つ機能部門としては、医薬品や医療機器のデザインを受け持つ研究開発（Research and Development, R&D）部門、それらの製品がたどる何相もの臨床研究を薬事部門とともに担う臨床開発部門、最終的に開発された製品を販売するセールス部門がある。マーケティング部門はより戦略的であり、発売や製品のライフサイクルを計画する。このようにヘルスケア企業は、コマーシャル部門（マーケティング、セールス）と R&D 部門（臨床開発、規制関連等）の、大きく二つに分けて捉えることができる。ここに登場するメディカルアフェアーズ（MA）部門員の役割は、社内のコマーシャル部門と R&D 部門の懸け橋（ビジネスとサイエンスをつなぐもの）となることであり、社外でもまた、企業と医療従事者（Health Care Provider, HCP）の間を取り持つ臨床でのインターフェースとして機能する。

　私は、この業界に入る前は病院勤務医として 12 年あまりの間、MA の顧客であった。薬剤や医療機器を扱うあらゆる規模の企業に所属する多くの優秀な専門的 MA と交流した。医薬品、生物学的製剤および医療機器の世界的なヘルスケア企業（EU、米国、南米およびアジア）における MA と協働した年月は 16 年を超えるが、グローバル戦略マーケティングに参加すること、世界的な臨床開発チームやさまざまな規模と目的を持った MA チー

ムの一員として働くことは、素晴らしい経験となった。特に、MAを新たに設置したばかりの企業におけるポジションは魅力的で、そのような企業でこそ、その企業の製品とサービスの裏付けを強化する非常に重要な職務であるMAの必要性と価値が、本当に理解できた。今後、組織に初めてMAを設置しようと考えている人々と、あるいはすでにあるMAの再編成や、ことによると改善しようと構想している人々と、この期待感を共有したい。

　本書は、企業で働く医師、看護師、歯科医師、博士号取得者やその他のMA部門員、人事管理部門（Human Resources, HR）スタッフ、そして自社製品とサービスをさらに支援する機能としてMAを捉えている上級管理職の人々に向けた、意識啓発のための入門書である。私がMAの仕事を始めたころには、MAとはどのようなものなのか、手早く概要が理解できる「MAの基本的な手引」は存在しなかった。この入門書では、MA部門とMAスタッフをそれぞれ定義し、ヘルスケア企業の価値の強化につながるMAツールについて解説したい。これを読めば、MA部門を組織する際の落とし穴を避けて、組織ごとのニーズに応じた費用対効果の高いサービスを作り上げることができるだろう。また、将来のMAになる仲間たちにも、MA部門の一員として働き、キャリアを築くうえで必要なスキルについての一つのインスピレーションとして、本書を活用してもらえるだろう。読みやすくするために、MAの仕事に必要不可欠な場合にのみリファレンスをつけている。本書は、MAに全く馴染みがない方は全編を通して読んでいただき、MA関連分野で経験がある方は興味のある章から読み進んでいただければ幸いである。

　本書を読んだ皆さんが、世界規模のヘルスケア企業におけるMAの複雑な職務について、地域差を超えて全体を俯瞰して把握できることを望んでいる。

Peter Kruse, MD, PhD. 2015年12月

著者について

　Peter Kruse, MD, PhD は EU を本拠とする独立した臨床コンサルタントであり、医薬品や医療機器の業界で合計 16 年以上の経験がある。Kruse 博士は、製薬企業、医療機器メーカー、学術機関および投資会社に向けて、医学的、臨床的および科学的なアドバイスとサポートを提供している。また、MA チームの構築に強い関心があり、このテーマに関する教育を提供している。

　独立した臨床コンサルタントとして働く前は、Kruse 博士は、製薬および医療機器の業界（EU および米国の Novo Nordisk におけるグローバル戦略マーケティング、MA およびグローバル臨床開発）に勤務していた。彼の主な責務は、外科手術関連の適応症への止血薬としての組換え型活性化第 VII 因子（NovoSeven®）の支援と開発だった。Kruse 博士は、外科手術の臨床研究を実施するグローバル開発チームを率いていた。Baxter BioSurgery では、米国 MA の最高幹部であり、外科で使用される止血デバイスおよび生物学的製剤（Tisseel®, FloSeal® and CoSeal®）、抗癒着デバイス（Adept®）および創傷に対する新しい治療法のパイプラインをサポートしていた。彼はいくつもの MA 部門を創設し、拡大させた経験がある。

　Kruse 博士は、デンマークのコペンハーゲン大学で医学の学位（MD）と学術博士号（PhD）を修得した。彼はコペンハーゲンの大学病院で医師として 12 年間勤務し、ここで一般外科（胃腸、心胸郭、泌尿器および整形外科）、集中治療の訓練を受けた。彼の出版物は、生理学、胃腸病学および外科手術に関するものである。

Kruse 博士は、MA チーム、グローバル臨床開発チームおよびいくつかの大学を拠点とする外科チームを主導することでマネジメントの経験がある。彼はデンマーク海軍の将校であり医師である。Kruse 博士は、スカンジナビア国際マネジメント研究所（Scandinavian International Management Institute）の医薬品エグゼクティブ認定プログラム、およびハーバードビジネススクールのエグゼクティブコースを含む管理職コースを通じてビジネス教育を行っている。さらに、PERI、Brook-wood、DIA その他においても広く薬剤開発トレーニングを受けている。

Kruse 博士についてより詳しくは、次の Web サイトを参照のこと。
http://www.peterkrusemdphd.altervista.org/

略　語

CFR　　米国連邦規則集（Code of Federal Regulations）

COI　　利益相反（Conflict of Interest）

EBM　　根拠に基づく医療（Evidence-Based Medicine）

EMA　　欧州医薬品庁（European Medicines Agency）

EU　　　欧州連合（European Union）

FDA　　米国食品医薬品局（Food and Drug Administration）

GCP　　医薬品の臨床研究の実施に関する基準（Good Clinical Practice）

HCP　　医療従事者（Health Care Provider）

HR　　　人事管理部門（Human Resources）

ICH　　医薬品規制調和国際会議（International Council for Harmonisation of Technical Requirements for Pharmaceuticals for Human Use）

ICMJE　国際医学雑誌編集者会議（International Committee of Medical Journal Editors）

IICT　　研究者主導臨床研究（Investigator Initiated Clinical Trial）

ISO　　国際標準化機構（International Organization for Standardization）

IVD　　体外診断用医薬品（*in vitro* Diagnostic）

KPI　　重要業績評価指標（Key Performance Indicator）

MA　　　メディカルアフェアーズ（Medical Affairs）

MABM　メディカルアドバイザリーボードミーティング（Medical Advisory Board Meeting）

MSL　　メディカルサイエンスリエゾン（Medical Science Liaison）

PE　　　薬剤経済学（Pharmacoeconomics）

R&D　　研究開発（Research and Development）

ROI　　投資利益率（Return on Investment）

SOP　　標準業務手順書（Standard Operating Procedure）

第1章

メディカルアフェアーズの定義

第1章 メディカルアフェアーズの定義

● メディカルアフェアーズ（MA）の定義
● MA の全般的使命

　医薬品、生物学的製剤および医療機器等を取り扱うヘルスケア企業においては、メディカルアフェアーズ（MA）の職務内容は誤解されることが多く、定義も曖昧である。社内でも MA の役割についてはしばしば混乱があり、また医療従事者（HCP）との面会でも次のような質問をされることが少なくないだろう。研究開発（R&D）部門から来ているのですか？　臨床の業務をしていますか？　製品を販売しているのですか？　マーケティングの方なのですか？　など。

　MA の定義は企業によって異なる場合もある。本書の狙いは、MA について全般的に定義し、続いてその職務を説明することである。さらに、ヘルスケア企業に組み込まれた要素として MA を位置付けていくことである。

メディカルアフェアーズの定義

　ヘルスケア企業における MA 部門とは、その組織の中で、R&D 部門とコマーシャル部門の懸け橋となるものである。MA 部門は、その企業の製品が科学的な理解を得られるように、医学的、倫理的、規制および法令上の基準に則ってサポートする医療専門家集団である。MA は、内部（組織全体、特に R&D 部門、薬事部門、マーケティング部門およびセールス部門）ならびに外部の利害関係者（HCP、病院管理者、科学者など）に向けて、医療用製品に関する専門知識や、教育的・

科学的な助言を提供する。

　ここで、MA の役割について二つの重要な点を示す。

1. 企業の内外で科学的な要素とコマーシャル的な要素の間を取り持つ "懸け橋" の役割を担う。

2. 科学的かつ医学的な臨床の専門知識を有することを礎としている。後者は常に備わっていなければならず、最も重要であろう。

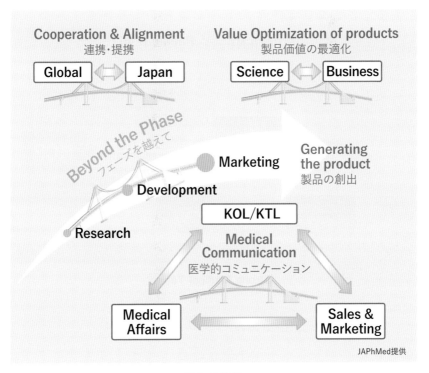

MA の使命

メディカルアフェアーズの全般的使命

　MA は、規制に準拠した、科学的、倫理的かつ専門的な方法で、医学的な専門知識と教育をヘルスケア企業内外の利害関係者に提供することで企業のビジョンを実現する。

　MA の全般的使命は、企業ごとのビジョンや、MA 部門ごとの、より具体的なサービスに適応させるように調整することである。

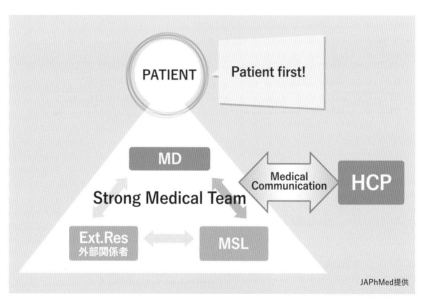

Strong Medical Team

第2章

ステークホルダーとの連携

第2章　ステークホルダーとの連携

● **内部：営業、マーケティング、R&D、ビジネスアナリスト、薬事、知的財産の各部門**
● **外部：HCP、ソートリーダー（KOL）、科学者、病院管理者、他多数**

内部（社内）ステークホルダーとの連携

　組織内でMAは、R&Dの科学者、臨床開発、薬事の各部門から、マーケティング部門やセールス部門など組織のコマーシャルサイドまで、考え得るすべての部門と協力する可能性がある（協力すべきである）。そのほかにも、経営分析などの戦略的な意志決定を扱う部門にとってもMAの専門的な知識は有益であろう。社内各部門は相互に尊敬の念を持って協力すべきで、適切に遂行すれば企業にとっても大きな成果となるだろう。

　MAがどのように内部ステークホルダーに価値をもたらすのかを以下に記す。

R&D部門

　MAは外部のソートリーダー（KOL）や他のHCPと科学的なコミュニケーションの機会を持っている。これはR&Dも同じであるが、一般にMAのほうが、医薬品が患者に処方されている応用科学の現場に近い。そのため、MAは社内のR&Dに、ソートリーダー（KOL）とのやりとりで明らかになったアンメットメディカルニーズに関する重要な情報を提供する。この情報は開発中の製品を検討するために重要であ

り、MA が持つ具体的な臨床の専門知識は R&D 部門にとっても有益である。

臨床開発部門

臨床開発初期において、MA はマーケティングのニーズが具現化できるように臨床試験デザインに価値を付加することに貢献する。MA はまた、ソートリーダー（KOL）との科学的な側面における交流から得た重要な知識をプロトコルデザインに取り入れることもある。臨床開発後期（製品を上市する直前または直後）においては、MA は市場のニーズが開発計画に反映されていることを保証する重要な役割を果たす。

薬事部門

規制当局とのやりとりでは、しばしば臨床開発計画の修正が要求される。修正した場合でも臨床的に実行可能でなければならず、同時に市場のニーズにもかなっているべきである。そのような議論において、MA はマーケティング、薬事および臨床開発などの部門間の話し合いの橋渡しをすることで価値を発揮するであろう。

マーケティング部門

医薬品のライフサイクルマネジメントには、着想から、開発、上市、適応拡大そして販売終了まで、医薬品／治療域の科学とコマーシャルの両方の要素を理解している専門家の臨床的な意見が必要である。ここで、マーケティング部門と頻繁に対話することで医薬品のライフサイク

ルのすべての段階で価値を付け加えることのできる MA は最適なパートナーとなる。

営業部門

　ヘルスケア製品の科学的複雑性は多様である。いうまでもないが、医薬品および生物学的製剤を扱う営業部門のスタッフには高度で科学的な理解が求められる。しかし、一方で医療機器や体外診断用医薬品は複雑になってきており、営業部門のスタッフにはさらなる教育が必要になるため、製品、コマーシャルニーズおよび顧客の理解を通して、MA は高度かつ持続的な教育を営業部門のスタッフに提供することが求められる。

知的財産部門

　新規ヘルスケア製品の持続可能性を保証するためには、新たな特許を取得することが不可欠である。多くの場合は、特許関連の法律専門家が R&D 部門の科学者らとともに対応する。しかし、その製品をどのように臨床応用可能かを他の専門家とブレインストーミングする際に、MA が参加して臨床的な助言を提供することで、そのような特許出願の価値は大いに高まるであろう。

外部ステークホルダーとの連携

　MA の主たる外部ステークホルダーは HCP であり、医師、看護師、臨床工学士などのほか、診断や治療のための医薬品や医療機器の使用に携わる多くの人々のことを指す。HCP には、特定の治療域専門家であ

り、新たな診断、新たな治療方針を示すソートリーダー（KOL）とみなされる人もいる。しかし、MA はソートリーダー（KOL）とはまた別の、社外の科学者、病院管理者など多くの人々と連携する場合がある。そこで、外部のステークホルダーにとって、MA の存在価値がどこにあるのか、その典型例をいくつか以下に述べる。

HCP

　医師や看護師のような HCP は、臨床の第一線で市販されている多くのヘルスケア製品を使用して、臨床研究データを土台とした科学的な根拠に基づいた医療および経験により治療が進められている[1]。このような状況において MA は学術論文、企業が行った臨床研究、前臨床研究および他の情報源からの臨床的なエビデンスを提供することで HCP に貢献することができる。MA はまた、臨床医が相互に支え合っているネットワークにもアクセスすることが可能である。

ソートリーダー

　ソートリーダー（KOL）は、自社製品や競合他社の類似製品の研究に深く関与する専門家であり、その分野で最先端の臨床研究を実施する大学や病院の教授である場合が多い。ソートリーダー（KOL）は、研究のために科学的で製品特有の高いレベルの情報が必要な、より規模の大きな研究チームを持っていることが多い。研究の多くは新規性が高く、適応外治療もある[*1]。MA 部門員は、多様な適応を対象とした医薬品使用に関する情報、科学的なデータなどの情報や経験を提供することで、製品の価値向上に寄与することができる。

● 病院管理者

　米国におけるフォーミュラリーリスト[*2]（病院の唯一の選択肢である重要な医薬品／医療機器）は、病院管理者が経費をやりくりして患者にとって最良の治療を保証するために重要となる。このリストにどの製品を含めるかの評価は、臨床的なエビデンス、リスク／ベネフィット評価、医師の選好、薬剤経済学的（Pharmacoeconomics, PE）データ、その他によって決まる。この選定にあたり、MA は院内のフォーミュラリーリスト委員会へ直接説明をしたり、ある製品に関する要請に応じて検証したりすることで、重要なデータを提供することになる。

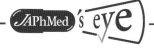

*1：日本では、製薬協のコード・オブ・プラクティスにより、未承認・適応外の医薬品等に関する情報提供は、HCP から問い合わせがあった場合に限定されている。これは、医薬情報担当者（MR）、メディカルサイエンスリエゾン（MSL）、その他のいかなるヘルスケア企業スタッフにも適用されるルールである。

*2：フォーミュラリーリストは米国特有のものであり、日本の医療機関における採用品目リストとは状況が異なることに注意が必要である。なお、日本では現在のところ MSL などの MA 部門員が医療機関における採用品目リストへの申請などに関与するケースはないと考えられる。

第3章

メディカルアフェアーズ部門員の
バックグラウンドとスキル

● MD（医師）、関連の PhD（博士号）、看護師、歯科医師、薬剤師、助産師など
● 一般的なスキル：患者ケア、根拠に基づく医療（EBM）、医薬品の臨床研究の実施に関する基準（GCP）および生物統計学に関する知識ならびに科学的知見を臨床的意義に照らして説明する能力、プレゼンテーションスキルなど
● MA 候補者との面接

　MA 部門で新たなメンバーを雇用する際に期待される必要なスキルとは何だろうか。MA 部門員として適切な教育のバックグラウンドは実にさまざまであり、その MA 部門が製品／治療域のどの分野をサポートしているかによって決まる。

　医薬品および生物学的製剤の世界では、通常は、医師、看護師、薬剤師および歯科医師など、ヘルスケア専門職にある人が対象となる。このため、製品の臨床的なエビデンスを説明できるような、その治療域の知識と、関連した科学的なバックグラウンドを持つ人材が必要とされる。

　医療機器企業には、侵襲性において低リスク、中程度リスク、高リスクの製品群を含む製品ラインがある。高リスク製品群には、心臓外科医や脳神経外科医など、きわめて専門分野に特化した医師のみが使用する機器がある。以前は医療機器企業に MA 部門は存在しなかったが、現在では専門医の科学的かつ臨床的な知識へのニーズが、これに対応するべく企業を動かして、企業は MA 部門にスキルの高い人材を雇い入れようとしている。歯科医療用機器も同じ状況で、歯科学系のバックグラ

ウンドを持つ MA が顧客に歓迎される。

体外診断用医薬品（*In Vitro* Diagnostic, IVD）の企業も、取り扱う診断用医薬品に関する高いレベル（PhD）の知識が求められてきている。病院の検査室などの科学者と専門家は、分子レベルの課題や特異度および感度に関する IVD の臨床的課題についてディスカッションを求めている。したがって、IVD について PhD レベルの知識のある MA 部門員を擁していることが企業にとっても外部のステークホルダーにとっても有益となる。

● 一般的なスキル

患者ケア、EBM、医薬品の臨床研究の実施に関する基準（GCP）および生物統計学、科学的な知見を臨床的な意義に照らして説明する能力、プレゼンテーションスキルなどが求められる。

今日のヘルスケア企業における MA 業務の大半は、患者ケア分野に関連している。したがって、MA 部門員は一般的なスキルとして患者ケアにおける経験があれば有利になる。この経験は、組織内部で助言する際、また外部の医療関係者と専門的にやりとりする際にも付加価値を引き上げてくれる。

患者さんにとって適切な治療は何か、という問いに対して意志決定を中心となって推し進めるのは、EBM である。MA 部門員は、エビデンスの収集や臨床研究結果の解釈、そして定性的かつ定量的なデータ評価（Cochrane Library[2] の Cochrane Reviews など）および日々の臨床での患者治療にそれらのエビデンスを応用することを習得していなければ

ならない。

　MAにとって、臨床研究からどのように臨床データができるのかについての知識は必須である。医薬品の臨床研究の実施に関する基準（医薬品規制調和国際会議［ICH］のWebサイト[3]で閲覧できるGCP）、研究における医療倫理（ヒト被験者を含む医学研究の基本方針であるヘルシンキ宣言など）[4]、生物統計学[5]ならびに規制要件（米国連邦規則集［米国CFR][6]、薬剤規制［米国FDA[6]およびEUのEMA[7]]、医療機器に関する規則および指令［米国[6]およびEU[8]]など）は、MAが身に付けておくべき一連のスキルに含まれる。

　MA部門員の必須スキルであり新人採用面接での評価が困難なものとして、科学的な知見を臨床的に意味のある結論に落とし込んで解説する能力がある。このスキルを身に付けずに、社内の科学者やコマーシャルスタッフとのやりとり、また外部のHCPとのやりとりは不可能である。たとえば、「新規降圧薬で血圧が2.5 mmHg低下した。これは統計的に有意であった」という情報は、臨床的には意味がないことをMA部門員は理解していなければならない。

●MA候補者との面接

　MA部門員として新人を採用するときには、面接プロセスがきわめて重要であり、チームで実施することが望ましい。MA部門の新たなメンバー採用を確実に成功させるには、少なくとも最終面接段階に、その組織の関連するメンバーを参加させるべきである。職務上の具体的な役割や、既存のMAや今後のMA組織に最もふさわしい候補者の経歴はどのようなものかを、人事管理部門（HR）のスタッフと協力して慎

重に定義することが大切である。

　職務記述書は古いものを流用すればそれほど難しいものではないが、これでは採用候補者に対して公正ではなく、どのような資質を求めているのかを明確に認識しなければ採用意義が乏しくなってしまう。ほとんどのMA部門のメンバーは、科学的かつ臨床的なレベルでHCPとやりとりすることになるため、新人候補者面接の際には以下のような基本的かつ重要な資質に着眼するべきである。

- 科学的・臨床的なデータのプレゼンテーション能力はどの程度すぐれているか？　候補者に、選考者が選んだテーマによるプレゼンテーションを準備させて実演させる。
- 科学的なデータは公正でバランスの取れた方法でプレゼンテーションされているか？　ある医薬品について、肯定的なデータと否定的なデータの臨床論文を渡し、それについて候補者にプレゼンテーションさせる。
- 基本的な生物統計学の定義を理解しているか？　臨床論文において、第一種・第二種の過誤、被験者数の算出、信頼区間、p値などの概念について議論する。
- 特殊な治療域の専門知識が必要な場合には、学会誌の臨床症例報告について議論することが一つの方法である。標準的な治療法、利用可能な治療法とその効果などを取り上げる。
- 臨床研究計画書についての理解。臨床研究計画書は学会誌で入手可能であり、これを手渡して、主要／副次的評価項目、対照薬の選択、被験者数の決定などを論点として話し合う。
- 規制と倫理について。医薬品開発はどのように規制されているか？　ヘルシンキ宣言とは何か？　候補者と議論したい規制関連の質問をリスト化しておく。
- リーダーシップスキル。候補者のリーダーシップスキルを判断するためのシナリオについて話し合ってみる。社員の能力向上のための最適な方法とは？ある方法やアイデアが上級管理職の賛同を得られない場合にはどのように対処するのか？
- 職務記述書に沿って、面接内容を決める。

メディカルアフェアーズの
一般的な職務

第4章　メディカルアフェアーズの一般的な職務

- ●マネジメント
- ●治療分野専門家
- ●メディカルサイエンスリエゾン（MSL）
- ●文献専門家
- ●医療情報
- ●その他の専門性の高い役割

　MA の職務は企業がサポートするニーズごとに異なるため、本書ではある組織のなかで典型的な MA 部門員が担う一般的な役割について説明するにとどめる。小規模な会社ではマーケティングにおけるプロダクトマネジャーのような一人のスタッフに MA の職務が委ねられる可能性があり、「最小限の MA」ともいえるだろう。しかし、これが望ましいとはいえないいくつかの理由がある。つまり、専門家の臨床の知識、科学的な理解、規制に関するノウハウなどを把握していないからである。

　以下に MA 部門での典型的な職務とその職務がステークホルダーにもたらす主な価値について述べる。また、MA の職務における課題の一部を箇条書きで示している。これらは一人の MA 部門員の職務として固定されたものではなく、多くの業務課題はスキルと教育の背景にもよるがその他の役割を担ったスタッフによりカバーできる場合が多い。

マネジメント

　MA では、コマーシャル部門と R&D ／臨床部門の懸け橋としての職

務を担うことから、MA部門のマネジメントはチャレンジングな仕事となる。この職務は、臨床で直面する課題に、倫理的に正しい手法を守り、ビジネスセンスも保たねばならない。時として、これらの両立は非常に困難である。MAには、患者さんが製品を使用したときにリスク／ベネフィットのバランスが損なわれないような解決法を見出すことが求められる。

　そのためには、臨床的な専門知識を有し、ヘルスケア企業での経験を積み、さらに専任のMA部門をリードするスキルも身に付けた経験豊富な医師も、MAのマネジメントを担うにふさわしい人材の一つであろう。しかし、実際には医師はそのようなこと（たとえばリーダーシップ）には不慣れな場合があり、組織内で医師が頻繁に失敗するのはこのためである。医師は、まずMAマネジメントというリーダーシップスキルが鍵となるポジションに配置されるが、そこでうまくいかないために結局は専門家の職務に配置換え、という結果になる場合がある。

メディカルアフェアーズマネジメントの責務
- 企業のビジョンに沿ってMAの職務綱領を定義すること。
- 企業の目標に合わせてMA部門の目標を定義すること。
- MA部門を主導すること。
- 業績を評価すること。
- MA予算に責任を果たすこと。
- 上級管理職に対してMA部門を代表すること。

治療分野専門家

　専門家が何を選択するかは、その専門家が得意とする治療分野によっ

て決まる。考慮すべきは、高いレベルの対人交渉力、討議力、支援力である。その製品ラインを血液専門医／腫瘍内科医が使用する場合、この分野を専門とするMAに担当させることができれば、ソートリーダーや臨床医と連携する際に絶大な価値を発揮する。また、外科のバックグラウンドがあり、それらの製品で手技を行ってきた専門的MAが外科医用の医療機器製品ラインを担当すれば、一般の顧客から重宝される。MAは外部のステークホルダーにとって貴重な存在となるほか、組織の内部にとっても、R&D、臨床開発、薬事、マーケティング、経営分析および特許といった各部門との協働や教育の面で付加価値をもたらすだろう。

　では、そのような治療分野に特化した専門家をメンバーに加える時期はいつなのか。多くの場合は、専門家の招聘は遅きに失し、もっと早く、開発フェーズのうちに招聘しておくべきだったということになる。また、企業は時としてアカデミアから「専門家」を招くという失敗を犯す。たとえば、がんの新規医薬品を開発するときに初期段階で「研究者」を顧問にする場合を考えてみよう。本物の専門的MAならコマーシャル、薬事および開発戦略に関するスキルは持っているのだが、「研究者」はこれらの点では貢献できないおそれがある。予算面（専門家には費用がかかる）のほか、このような研究者を早期に専門的MAとして仲間に入れることのマイナス面の一つは、対象製品が販売に至らなかった場合であろう。つまり成功の見込みが乏しいリスキーなプロジェクトは、アカデミアの研究者の正しいキャリアプランには含まれておらず、多くの研究者はこの時点で道を見失ってしまうであろう。

> **治療分野専門家の責務**
> - 治療分野における企業の臨床専門家であること。
> - 内部および外部のステークホルダーへ高レベル教育を提供すること。
> - 担当治療分野の製品に関するリスク／ベネフィット評価の専門家であること。
> - 特定の治療分野のすべての宣伝・広告資材審査における臨床的審査主幹を務めること。
> - 対象治療分野の臨床研究を最終的に審査すること。
> - 対象治療分野の科学的アドバイザリーボード議長を務めること。
> - パブリケーションプランを立案すること。

● メディカルサイエンスリエゾン（MSL）

　臨床の現場（フィールド）をベースとする専門的MA（メディカルリエゾン、サイエンスマネジャーなど、他にいくつもの呼称がある）は、特定の治療分野でソートリーダー（KOL）のネットワークを構築し維持する目的から、PhDレベルの学位を持つことが多い。MSLを配置することは大規模製薬企業から始まったが、バイオテクノロジーや医療機器の企業にも拡大している。MSLの重要性が増すにつれて、この特殊な職務を果たすための専任組織も設立されている（Medical Science Liaison Society）[9]。

　その分野の第一人者と高いレベルの科学的な情報をすぐに直接やりとりすることが可能なMSLの職務は、MA部門および企業全体の価値を大きく強化するであろう。しかし、MSLの価値は情報交換への関与にとどまらず、研究責任医師の特定、臨床研究の支援、研究の確認、競合他社に関する情報収集、教育、学会支援のほか、数多くの仕事がある。

　MSLは、配置される地域に応じた科学的な疑問に関して直接的に支援し、営業職スタッフへの教育も提供するフィールドベースの専門的な

職務を確立するという MA の「領域」を拡大した重要な役割を担う。MSL の課題の一つは、いかに移動時間（冷めた目で見れば無駄）を減らしてステークホルダー［主にソートリーダー（KOL）、HCP や他の科学者］との時間を増やすかである。また、その他の課題としては、訓練をいかに継続するか、チームの団結をいかに維持するか（MSL は一匹狼でいてはならない）、そして、MA の業績目標を踏まえたうえでいかに MSL として働くかが挙げられる。

メディカルサイエンスリエゾン（MSL）の責務

- ソートリーダーネットワーク（KOL ネットワーク）の立ち上げと育成を進めること。
- 規制に準拠した HCP と連携すること。
- フィールドベースの科学的かつ生産的なトレーニングを進めること。
- フィールドベースの科学における大黒柱的な MA 部門員になること。
- 研究者主導研究の確認をすること。
- 実施施設における研究責任医師候補者の確認（臨床開発部門と協力して実施）をすること。

　適切に機能する MSL チームがあることで得られる効果を過小評価するべきではない。MA 部門に MSL を置くことで、MSL を置かない製薬企業を遥かに凌ぐ利益が得られるのだ。

　現在、大規模および中規模の医療機器企業は、こうしたフィールドベースの MSL チームを MA 部門の大切な要素として構築することの付加価値に気付いている。

● 文献専門家

　EBM により、迅速にかつ容易に文献にアクセスできることへのニーズが高まっている。圧倒的なスピードで新規の科学的なデータが発表されるため、MA 部門に文献専門家を置くべきである。この人材は、論文の調査と選択に必要な科学情報の検索への理解だけでなく、科学司書としてのスキルも必要である。しばしば企業は、他の MA 部門員と比較して成績のよくなかったスタッフを「気休め」的にこのポジションに割り当てるという大きな間違いを犯していることがある。

　PubMed[10]、Embase[11]、Cochrane Library[2] ほか多くのデータベースが、日常的にその企業や競合他社の製品および治療分野に関連する特定の文献の検索に使用されることになる。得られた情報は、すべてのスタッフが科学的なバックグラウンドを持っているわけではないことを理解したうえで組織内に広く伝達されなければならず、大変な仕事である。検索を速めるため、論文はデジタルフォーマットでの整理・保管も考慮する。これが適切に機能しているなら、内外のステークホルダーにとって素晴らしい資産であり付加価値となっているであろう。

　社内的には、臨床開発、R&D、薬事、マーケティング、営業などの部門が、この文献専門家の仕事から利益を得られるだろう。社外的には、医師やソートリーダー（KOL）に大きく貢献するものであり、多くは MSL を介して提供される。国ごとに異なる可能性のある版権問題について適切な対処法を定めた明確な標準業務手順書（Standard Operating Procedure, SOP）があれば、この職務にとって恩恵となろう。知識は力である── そして優秀な文献専門家がいればこの力を思いのまま活用できるのである。

> **文献専門家の責務**
> • 科学ライブラリの作成者であり管理も担うこと。
> • 新規重要文献の情報を組織に伝えること（月刊ニュースレターの発行など）。
> • 文献検索を実行すること。
> • 科学論文に関して内部および外部の要求がある場合の相談役となること
> 　（MSL らとのやりとりが多く発生）。
> • 製品に関する最も重要な論文を含んだ製品固有の来歴書を治療分野の専門家
> 　と協力して作成すること。

医療情報

　医療情報チームは、MA 部門に含まれていることがあり（ここでは含まれているとみなす）、その企業固有の製品について、HCP や時には患者からの問い合わせにも対応する。ここで添付文書や取扱説明書はきわめて重要な資料である。顧客からの連絡は e メール／ファクス、または電話であり、年中無休の 24 時間対応となることもある。医療情報は、企業の Web サイト経由でも収集できる。

　医療情報が MA に帰属すると著者が考えるのは、企業に寄せられた質問には「振り分け」が必要だからである。質問の一部は医療情報スタッフが直接対応することがあるが、それ以外は MSL や MA の治療分野専門家が応じるように適切に「振り分け」しなければならないだろう。セールスに関する質問はセールスへ送り、他も同様である。つまり、質問を「振り分け」して「優先順位付け」ができるように、医療情報スタッフは製品に精通するとともに、並外れた対人スキルと体系的知識が必要になるということである。医療情報スタッフの利点は、ある質問をどのように振り分けるかを決める主導権を持つことである。医療情

報スタッフは、コンプライアンスに関する SOP と有害事象の報告（顧客による報告の唯一の方法）についても訓練を受ける必要がある。

医療情報の責務
- 製品に関する顧客関連の質問を最初に受けること（できれば即時に、必要な場合は 24 時間対応する）。
- FAQ データベースのメンテナンスを行い、多数の顧客からの類似の質問に対し迅速に、統一した専門的な方法で答えられるようにすること。
- 標準的ではない質問も、社内の該当する専門部門に振り分けること。

その他の専門性の高い役割

　企業のニーズ（ある特定のサービスに対して、総外注費から割り当てられることがある）に対応して、他の役割のスタッフが MA 部門で働くことが適切な場合がある。

　薬剤経済学（PE）専門家は、保険償還の決定、承認された医薬品や医療機器を医療機関のフォーミュラリーリスト[*2]に含めるかどうかの決定に際して非常に重要なコスト／ベネフィットまたは費用／効果の検討など PE 分析の実行を援助する。

　PE 専門家は、臨床研究計画書において的確な基準（変数）を構築する際に臨床開発を援助し、適切な PE データが収集できるようにする。PE 専門家はさらに、PE 論文の発表を進めることにより製品のエビデンス構築を支援する。

*2：p.10 参照

トレーナー

　教育の多くは MA の治療分野専門家や現場ベースの専門家である MSL が実施する。しかし、医療機器企業のような一部の組織では、1名以上の常任トレーナーを置くことが強みになるだろう。一部の医療機器には非常に特殊な手作業スキルが必要であり、このスキルは新人スタッフ全員に教える必要があり、元からのスタッフもスキルを維持しなければならない。したがって、MA 部門員全員が最適な基準に沿って訓練を受けられるように、常任トレーナーを置くことは大きな付加価値になると考えられる。このトレーナーは、各 MA 部門員個人の研修記録の管理も行う。

メディカルライター

　通常は外部に委託する。しかし、結局は開発後期段階の臨床研究計画書、刊行物、ポスター、およびフィールドベースの MA 部門員を支援する高いレベルの教育資料の執筆を支援するために、フルタイムのメディカルライターを MA 部門のなかに配置せざるを得ないほどに仕事量は増加するであろう。

生物統計家

　通常は外部委託あるいは臨床開発を支援している社内の統計家と協働で MA が担当するが、社内の専門家は特殊な統計スキルを持っていないことがあり、そのことが MA に影響する可能性に留意する必要がある（系統的に文献をレビューするためにコクランレビューなどのメタ解析を実施する方法はその例であろう）。

第5章

新規メディカルアフェアーズ
部門の立ち上げ

第5章 新規メディカルアフェアーズ部門の立ち上げ

- ● **MA はどこに属するか?**
- ● **MA 組織はフラットにする**
- ● **担当地域**
- ● **専門疾患領域**
- ● **予算**
- ● **密な連絡を維持する**
- ● **学びに始まり学びに終わる**
- ● **グローバルな組織構想**

　白紙の状態から新規 MA を築き上げることは、チャレンジングである。MA を経験したことがない組織では大仕事になる。通常のセールスカルチャーを持った企業にとっては、臨床専門家や科学専門家が顧客にもたらす価値を理解することは困難なため、MA 部門員は専門家であり基本給が高く販売実績という尺度では測れないという事実に直面したときに、MA 部門の立ち上げに「待った」がかかる。そのような組織においては、カルチャーの転換が重要であり、またヘルスケア製品には臨床的で科学的なサポートが必須で、そのようなサポートがあることで、HCP の目線からも、自社製品の価値が高められることを理解させることが必要である。この理解がない現場では、新規 MA 部門の立ち上げは苦戦を強いられることになる。したがって、このような状況を避けるためには、MA に投資するにあたって上級管理職との合意が欠かせない。

　このような状況では、MA 部門を立ち上げる前に、臨床的・科学的

サポートがどの程度必要とされているかを分析するとよい。どの地域を
カバーするのか？　どのような臨床および療法の、どの専門分野を確保
したいのか？　どのような報告体制が適切か？　新規の MA 部門が担
うべき活動やサービスはどのようなものか？

　これらの基本的な分析は、どのような部門を目指して、立ち上げにど
のように着手するかを決定する際に重大な意味を持ってくる。また、
MA 部門のスタッフ全員と必要な活動のすべてをカバーする予算が承
認されることはめったにない。そこで、段階的に優先順位を付けた部門
立ち上げ工程のタイムラインがあれば役立つ。これに従って、MA 予
算を組むことができるからだ。

　新規 MA 部門を立ち上げる際に重要な事項の一部を以下に述べる。

● MA はどこに属するか?

　MA は、セールス担当役員にレポートするのか、それともマーケティ
ング担当役員か、臨床担当役員ではどうか。企業の数だけ、レポートラ
インにバリエーションがあるのが現実だろう。しかし、コンプライアン
スの必要性と MA の独立性の観点から、望ましい報告体制は変化して
きている。MA の主要な職務はコマーシャルと R&D ／臨床の橋渡しで
あるが、これを規制に準拠して独立した方法で実行することは、コマー
シャル（営業、マーケティングなど）経由の体制でも、R&D ／臨床
（薬事部門を含む）経由の体制でも、非常に困難なものとなる。MA は
薬事部門が持っているのと同様に、部門独自の報告ルートを持つ必要が
ある。MA の業績目標は、営業やマーケティングあるいは R&D ／臨床

と同じということはあり得ない。それら他の部門には、本来は固有の目的がある（第10章「メディカルアフェアーズの業績評価」を参照）。

　シンプルな解決法は、MAには上級管理職につながる独立したレポートラインと、社内の利害関係者のすべてにつながる実際的な機能上のレポートラインを設けることである。どのような解決法が最良のレポートラインになるのかがわからなければ、あなたの企業や他の企業に、MAがこれまでレポートラインを何回変更してきて、現在はどこにレポートしているかを尋ねるとよい。もちろん多くの大企業では、MAから上級管理職に直接レポートしている。MA職員が数人しかいない小企業では、MAを臨床部門内に配置するか、CEOに直接レポートするとよいだろう。

● MA 組織はフラットにする

　新規にMA組織を立ち上げるときには、効率的つまり組織をフラットなものにする。中級管理職の関与が多すぎると仕事が遅くなり、顧客サービスの応答時間を長引かせてしまうからである。大企業のMA管理職は、部門の上級役員などに直接報告する。専門家、MSL、文献専門家、医療情報など、MAのそれぞれの職域から直接、単一の管理職レベルへの報告となる可能性があるので、2層の報告体制にするのが理想的である。たとえば、専門家3人、MSL8人、情報専門家1人、医療情報職員3人の組織であれば、1人のMA管理職への報告は容易になる。組織が成長するほど、特にMSLチームが広い地域をカバーするようになるほど、日常業務の効率化のために管理職層の追加を考慮するべきである。大規模組織のMSLチームマネジメントでは、それぞれが

担当する（ただし限られた）地域をカバーする地域担当管理者を置くことで利便性を得られる。そうすれば地域の MSL 管理者はソートリーダー（KOL）のような外部の顧客と密に連絡を取り合い、地域の MSL のニーズをより深く理解することができる。

● 担当地域

　米国では治療専門家と MSL に対する地域の需要を完全に満たすことが困難であるため、MA 部門の立ち上げは困難な仕事になる。同じことを EU で行おうとすると、地域の規模とはまた別に、言語の差異という困難に直面する。そのため、計画段階で担当地域を明確にして、マーケティングと密に協力して、最初に担当しなければならない範囲とその理由（専門病院が多い場所の確認など）を特定することが重要である。最初の市場サポート戦略でどこを狙うか？　EU のどの国で最初に発売するか？

　ある地域をすべて担当するようにセールススタッフを雇い入れるような方法は、新規 MA 立ち上げの際には用いられない。MA 部門が他の部門に最も価値を提供できる方法を注意深く検討するとともに、むしろ段階的な方法がとられる。考慮すべき一つの方法は、現場ベースの MA 職務（MSL など）を外部委託して、地域に及ぶ影響を調べることである。この解決策は費用がかかるが、外部委託を賢明に活用すれば、試用期間の後に最良のメンバーを MSL に迎え入れる契約につなげることができる。

　MA 組織では、現場ベースの職務が十分に地域を担当し、それでいて無駄を生じさせない最短で効率的な移動時間となるように最適化しなけ

ればならない。これは大いなる挑戦である。中央管理の仕事では地域全体がMA部門のサービスにアクセスできるが、言語の差異が課題となる。EUには24を超える異なる言語があることを考えると、医療情報部などを介して提供する地域中央管理体制は非常に困難なものとなる。すべての言語でサポートを提供することは可能であろうか？　そのため、このようなサービスの提供は、各国の単独支部に任せることが多い。

● 専門疾患領域

　MA部門の立ち上げにあたっては、できる限り多くの治療分野専門家を揃えようと考えるだろう。一部の医療機器企業は、婦人科のような単一の診療科目の医療機器（婦人科医に向けた機器）を扱っている。その一方で、大企業は、心臓病科、腫瘍科、内分泌科など、広範囲の治療分野をカバーしている。それぞれ事情は異なるが、まず「いまここにある」ニーズ（すでに市販されている現行製品のサポート）および「近い将来の」ニーズ（6～12か月先、2～3年先など、近い将来上市される製品のサポート）がどういうものかを検討するべきである。また、1人の専門家が複数の診療科目をカバーできるように、いくつかの診療科目を組み合わせることが可能かを検討するべきである。専門家を雇用し育成するには（相応に）費用がかかり、社内の人事担当者にとってそうした人材は見つけにくいものだ。さらに、専門家は幅広く、多様なカルチャーで、職務横断的で、かつ、いうまでもなく世界中の他の地域の多言語でのコミュニケーションを要するMA部門と、頻繁に協働することになるため、対人スキルの優れた専門家を望むことになるだろう。そのため、適性の見極めは困難な職務である（採用面接についての詳細

は、第3章「メディカルアフェアーズ部門員のバックグラウンドとスキル」を参照)。

● 予算

以下の心構えをすること。

MA部門は常に予算不足である。営業チームであれば、地域Xであと10多く販売すれば収益はZだけ増えるといった投資利益率(ROI)の算出法が存在するため、予算の確保はMAよりかなり容易であるが、MA部門員の金銭的なROIを算出し、一定の予算をとる議論に用いることは推奨されない。MAは営業用の人員ではないため、このような考え方は一部の監督機関の目にはコンプライアンスの非遵守とも映りかねない。したがって、この手法は避けねばならない。

MA部門の予算案を検討することは、むしろ臨床研究に向けた予算立案に近い。臨床研究は、課題・スタッフおよび時間・費用によって定義され、相互に関連している。MAの各目的は一定の期間にわたる特有のサービスと課題を通して実現するものであり、それぞれの目標に経費を関連付けて、MAの予算総額を定義することになろう。

既存の組織における予算調達について2つの例で考えてみよう。

1つ目は、ある心臓病専門医のチームから成る4つのアドバイザリーボードをマーケティングが行い、別々のマーケティング戦略に対する彼らからのインプットを得て、ある心臓病治療薬に対するマーケティング戦略を立てようとした。これらのアドバイザリーボードにかかる経費は、内部のフルタイム治療分野専門家(その企業所属の心臓病専門医)のそれ相当期間の給与に相当しかねない。ちなみに、臨床開発と薬事の

両部門がともに同様のアドバイザリーボードを開催し、別の心臓病の顧問を使ったらどうなるだろうか。

2つ目の例は、営業スタッフが全員、年4回、製品関連の継続した研修に参加した場合である。この場合には、本社に移動するためにスタッフが2日ずつ年4回、顧客から離れることを意味する（スタッフの人数×留守日数＋旅費＋研修を受けることでの減収、として経費を計算してみよう）。地域MSLを雇用すれば顧客から離れる時間がないか、あってもごくわずかで研修を実施することができる。

MA部門の予算に関して考慮すべき点をいくつか、以下に述べる。

● 高いレベルの専門家は人件費が高額になるため、MA部門の予算では給与が多くを占める。1人の専門家が複数の領域を担当できるような専門知識領域の「抱き合わせ」ができないものだろうか。

● ITは重要である。MAのIT設備に先行投資して更新することは、現場と本社のMA部門員の連絡を容易にするために非常に重要である。連絡を絶やさずにハイレベルな連携を保つ方法として、テレビ会議を検討する。

● 移動には経費がかかるうえに対価が乏しく、無駄でしかない。現場ベースのMAにとっては、顧客と接する時間を奪うことになる。移動することなく、あるいは短い移動時間で課題に対応する方法はないだろうか。

● MA部門の予算において、研究者主導の臨床研究は莫大な経費となることがある。このような研究に関与することは重要であり、その企業にとって可能な限り最良の結果を得るために、管理や影響力の面で

関わるべきである。これらの経費の見積もりには臨床開発に援助を要請すること（臨床開発は常にこの作業をしている）。

●科学文献の著作権について。著作権経費をすべて確実にカバーすると莫大な額に上る。これを過小評価しないこと。著作権のために前もって妥当な額を確保しないと、新会計年度に入っても、顧客に科学論文を提供できないことを意味する。

密な連絡を維持する

　地理的な距離や、時差がある可能性を考慮すると、MA 部門内部のやりとりは困難な場合がある。それでも、可能な限り密な連絡を維持することは必須である。あなたのチームが大きいのであれば、毎月のテレビ会議や遠隔会議が有用であろう。こうした会議への出席を必須とすると同時に、チームメンバー全員が参加可能な時間帯を選ぶべきである。

　ニュースレターは、MA 部門のみならず社内の利害関係者にとっても有用な情報となる。月刊ニュースレターを、企業の目標に則ったMA の業績を監視するための「ダッシュボード」と位置付けることができる（第 10 章「メディカルアフェアーズの業績評価」を参照）。重要な MA 教育活動について情報を提供することも可能で、MA 部門のメンバーや社内のステークホルダーの申し込みや参加につながる。規格や標準業務手順書（SOP）の更新を周知徹底する機会ともなる。最後に部門内の優秀な人材の評価を忘れないことが大切である。優れた人材を顕彰することが MA 部門の他のメンバーがめざましい働きをするための下地となる。

● 学びに始まり学びに終わる

　成功のためには、高いレベルの学習を維持することが必須である。MA 部門の立ち上げ課程のごく初期に、チームスタッフの教育をどのように継続するかを決定する。十分に広い範囲をカバーして、質的にも優れ、費用対効果の高い教育を提供し、継続的な自分自身の教育と同僚たる MA 部門のメンバーの教育を MA の体質としなければならない。教育記録はすべて保存して、定期的に更新していく。

　教育にはさまざまなタイプがある。①企業固有の教育（SOP、予算など）、②製品固有の教育（科学、臨床研究など）、③治療分野の教育（医学、臨床、会議など）、④薬事規制（規則および法規）、⑤科学的ツール（生物統計学、文献検索など）、その他などがある。

　教育を MA のカルチャーの一部とし、また費用対効果が大きいとされるアイデアを以下に述べる。

● 学会：参加すべき学会の年間計画を立てる。出席者は関連の MA 部門員のみに限り、常に学会の最も重要な内容の要旨をまとめさせる。重大な案件が提示された場合は、次回の月例ミーティングでそれについてメンバーの 1 人にプレゼンテーションさせる。

● 伝達して内部で共有する：ほとんどの企業には内部の専門家がおり、科学、ツール類、薬事規制および法律の更新などについて、チームに向けて発表するよう依頼できる。月例ミーティングに彼らを招いて「教育コーナー」としてプレゼンテーションしてもらう。

● 基本的スキルのリハーサル：科学的なデータのプレゼンテーションや臨床研究結果の説明などの基本的なスキルは、チームの各メンバーに

MAミーティングの場で概要を発表させることでリハーサルできる（例：発表5分＋討論5分）。

●外部教育の評価：チームのメンバーが外部教育に参加した場合は、終了時点でそれを評価させて、チームの他のメンバーに内容を伝えさせる。これによって、MA部門の趣旨に合った基本コースとその供給元のリストができる（多数の供給元から多くの教育コースが提供されているが、すべてが求めるレベルの品質であるとは限らない。第12章「メディカルアフェアーズ研修提供者」を参照）。

●Webを介した自主学習：Webを介した教育はその柔軟性が長所であり、時間があるときに教育を受ければよい。基本的な知識とSOPは、Webを通じて学べるものの好例である。MAでは、チームのメンバー全員がSOPを通読して最新版に対応していることが非常に重要である。Webを通じた実施には、SOPの受講状況を把握し記録に残るなどのメリットがある。管理職にとっても、誰が最新のSOPに対応しているのか（そして誰が対応していないのか）を追跡できることになる。

●プレゼンテーションの共有：審査と承認を経たスライドプレゼンテーションの共有体制を構築する。MA部門員が科学的なテーマでスライドプレゼンテーションを作成する場合には、工程を内部の専門家に審査してもらうとよい。審査と承認が終われば、そのプレゼンテーションを共有フォルダに保存して他のメンバーも使用できるようにする。

● グローバルな組織構想

MA部門を立ち上げる場合は世界規模で構想すること。グローバル

チームを構築するときには、多くのことから影響を受ける。組織のなかの1地域には、1人の治療分野専門家しか採用できないかもしれない。その人材の専門知識を、どのようにグローバルチーム全体と共有するか? また同時に、その専門家の職務負担が過剰になることをどう防ぐか?

　MAの職務の一部は、他の職務より分担しやすく、グローバル規模で活用するにも費用対効果がかなり高い。その例として、文献サポート(地域の言語もサポート可能であることが条件となる)、医療情報(言語の差異により不可能な場合がある)、メディカルライター、生物統計学、PE専門家、製品トレーナーなどがある。そのほかのMSLのような現場ベースのスタッフの職務は、より地域密着型といえる。その点では、米国のMSLにはソートリーダー(KOL)の育成や会議の最適化といった、他地域のMSLの模範となるツールや経験がある。

　チームの専門家を地図上に表示し、その地図をグローバルチームで利用可能にするのもよいアイデアである。チームは、さまざまに異なるバックグラウンドと経験の持ち主で構成されることになる。分子生物学のPhDはどこにいるか? 腫瘍学の経験を持つ医師の居場所は? 生物統計学の経験者は誰か? 地図を見れば適任者が見つかる。世界規模の連携と知識共有が奨励される。

第6章

メディカルアフェアーズ特有の
職務

第**6**章　メディカルアフェアーズ特有の職務

鍵となる MA 業務

● 社内外での教育
● 科学的サポート
● 研究者主導臨床研究
● パブリケーションプランニング
● 文献の概括的評価
● 製造販売後の臨床研究の計画立案
　（第Ⅲ b 相および第Ⅳ相）
● 宣伝・広告の審査

社内外での教育

　MA 部門は、医薬品や医療機器を使用する患者さんのベネフィット／リスクを裏付けるすべてのデータを概観している。MA 部門のスタッフは、このような概観的な知識を社内外、特に医療関係者と共有するための科学的なバックグラウンドも有している。すべての企業スタッフが同程度の知識水準を確立するための社内教育は新人研修として必須であり、米国の多くの企業では、このような新人研修は営業部門、研究開発部門、薬事部門などの各部門からのインプットをもとに MA 部門のスタッフが実施している。たとえば、添付文書に記載された製品の特徴のように基本的な内容は、顧客に対応する職員全員が知っていなければならないであろう。

　添付文書／取扱説明書に記載されている製品に関して、患者さんが使用するうえでの主要なベネフィットとリスクの裏付けとなるデータは膨

大にあり、そのうち一部分のみが社内の新人研修に含まれるにすぎない。また、個別の製品に関する研修のみならず、異なる治療分野に関する教育もしばしば必要となる。医薬品や医療機器で発生した有害事象をどのように報告するかなど、必須の SOP は薬事関連の研修に含めるべきであり、顧客からの問い合わせへのタイムリーかつ専門知識を踏まえた適切なレベルの対応がきちんとできるようにすることは新人研修では重要なことであろう。

　顧客対応スタッフが新人教育を終えた後の MA 部門の責務としては、研修を実施する側からのインプットと研修を受ける側からのアウトプットのバランスを適切に保ちながら確実に研修を継続して、高いレベルの専門性を維持することが重要である。研修を実施する側からインプットする科学的情報が過剰になる場合の解決方法は簡単で、MA 部門で研修を受ける側にインプットする前に膨大な情報を要約すればよく、その方法は多くあるのでいくつかの例を以下に示す。

●MA ニュースレター
●テレビ／音声会議システムによる科学的ミーティング
●教育スライド
●文献の概括的評価
●社内ミーティングの場で更新教育を実施
●ビデオによる手順の解説
●テスト付きの e ラーニング

　このような継続的な教育には、製品に関連する情報、臨床現場での標

準的な診療ガイドラインの改訂も含まれる。

　MA部門のスタッフ（治療専門家、MSLなど）は、医療関係者を対象としたさまざまなタイプの教育に深く関わるが、これらの教育は常に医療関係者からの要求に基づいて実施するものでなくてはならない。MA部門が社外で実施する教育の必須事項には次のようなものがある。

　公平かつ公正で、製品にとって有利な情報と不利な情報のバランスが取れていること。有利な情報と不利な情報が両方とも、慎重かつ確実に、科学的な方法で公平に提供されること。MA部門の講演者の利益相反（COI）については、常に率直かつ明確に開示すること（講演者がその企業の職員であること、企業の株主である場合はその事実など）。このように適切かつ専門性を持って社外での教育を実施すれば、医療関係者にとって適切な科学的解説により付加価値が得られたと受けとめられることはあっても、「別種の営業トーク」と認識されることはないであろう。

　社外でのMA教育はさまざまな状況において実施されるので、その例を以下に示す。
●カンファレンス
●病院
●研究施設
●1対1の面談
●テレビ／電話会議
●メディカルアドバイザリーボードミーティング（MABM）

　これらの社外でのイベントにおいては、MA部門のスタッフは関連

する臨床的なバックグラウンドを有する専門家と科学的データおよび研究的データについて討議する機会があり、これは企業にとって、その企業の製品を用いて患者さんを治療している医療関係者から製品に対するよい印象や不都合な経験、新たな意見などの専門的なフィードバックを得るまたとない好機である。臨床の現場からこのような貴重な情報が、正規の方法で企業にフィードバックされることの意味は大きい。言い換えれば、外部教育での専門家とのやりとりが、MA 部門を介して企業に価値ある情報をもたらすのである。ヘルスケア企業は多くの場合、これらの情報の重要性を過小評価している。

　最後に、MA 部門は自部門での教育研修、すなわち自己研鑽に対して責任がある。

科学的サポート

　MA 部門の専門家は、科学的なバックグラウンド、臨床経験および製品についての豊富な知識が組み合わされたユニークな存在であるため、科学的なサポートを求める外部専門家と企業との懸け橋となるのは自然なことであろう。MA 部門のスタッフは、取り扱う製品それぞれの裏付けとなる前臨床および臨床のデータについて「よどみなく」解説できなければならない。これらの膨大なデータが、製品の治験薬概要書や前臨床および臨床研究報告書に要約され、それらすべてに自社データが盛り込まれる。データは特許情報を含むために、通常は、これらの文書は外部とは共有されない。しかし、科学論文は社会に広く公表され、共有される。科学者や臨床医はしばしば企業に科学的な質問を投げかけ、また科学論文を請求する。MA 部門のスタッフは、これらの要望

に対してeメール、電話、ファクスまたは直接の面談で対応することになるが、規模が大きいプロジェクトでは直接面談することが望ましい。これはMA部門のスタッフにとって、さまざまなプロジェクトで科学的バックグラウンドを踏まえたプレゼンテーションを提供するよい機会となり、そこでは科学者からの重要な質問について討議し、経験を共有することができる。このような科学討議で役立つツールの一部を以下に示す。

● スライド：当該医薬品の作用機序
● スライド：その医薬品の裏付けとなる前臨床データの概要
● スライド：その医薬品の裏付けとなる臨床データの概要
● スライド：有害事象の概要
● スライド：臨床研究計画書
● 医療機器の場合：当該機器の使用法のビデオ
● 関連する科学論文

研究者主導臨床研究（IICT）

　社外で実施される臨床研究は、しばしば研究者主導臨床研究（IICT）と呼ばれる。IICTは、日常臨床での医薬品などの使用状況の把握、特定の患者サブグループにおける医薬品などの効果の把握、そして医薬品などの新しい使用方法の探索など、さまざまな理由により実施される。これらのIICTにMA部門のスタッフが開始前の計画立案段階から関与することは非常に望ましいことである。MA部門のスタッフは、臨床研究計画書および臨床研究の品質向上に資する関連の科学的背景情報について、研究者を支援することができる。多くの企業は、このような臨

床研究を経済的に支援するための資金を MA 部門内に準備している。この種の支援は、医薬品などの無償提供や使途に制限のない研究助成金の形になることもある。

　IICT は新たな臨床的に興味深い知見をもたらす可能性がある一方で、製品の裏付けとしてはあまり有効ではないことが多い。以下はその理由の一部である。

● 検証的に結果を保証するには検出力が不十分である（患者数が過少で第二種の過誤を招く）。

● 企業が実施する臨床研究ほどの品質が得られない（モニタリング、プロトコルの遵守など）。

● 計画が遅延することが多く、時に診療ガイドラインが先に改訂されてしまう。

● 資金不足から計画の半数しか患者が集まらない段階で時期を早めて中止されるなど、当初の計画通りに終了しないことがたびたびある。

● 自社に有利なデザインの比較研究で、自社製品の弱点を強調してしまうことがある。

● 発表の権利が不明確：データの所有者は誰か、また最終原稿を誰が審査するか？　多施設共同研究のデータを一人の研究者が自分の施設からのみ公表することは科学的な常識に反することではないのか？

　他にも多数考えられるであろうが、これらの理由から IICT については早い段階から、臨床研究責任医師とのやりとりに MA 部門のスタッフを関与させることが望ましい。このように IICT に関して、すべてのプロセスを追跡する専任の MA 部門のスタッフを置き、営業部門およ

び臨床開発部門などと内部で討議して、どのプロジェクトを支援するか
を洗い直すことが推奨される。多くの場合は、MA 部門の治療分野専
門家や MSL が臨床研究責任医師とともにプロトコルを再検討すること
で、被験者数が少なく、症例登録率が低く、リスク／ベネフィット評価
で示された適応症に効果的でないなどの IICT の弱点を明確にすること
ができるであろう。

　著者の経験では、研究を実施しようとする医師に MA が適切かつ科
学的議論や科学的支援を提供し、これを土台として研究プランに大きな
変更が加えられていた。こうしたやりとりの中で、説得力のない結果に
終わる（この可能性が最も高い）、またはリスク／ベネフィットの成績
が不良（関与した患者にとって利益よりも害のほうが大きい）となりか
ねない臨床研究は開始しない、という結論も導かれている。

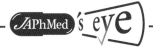

【訳注】研究者主導臨床研究（IICT）に関する記載は、日本での状況を考慮
すると参考にできない（コラム参照）。

　IICT においても他のすべての臨床研究と同様に、実施にあたって研
究者が GCP[3] に基づいて国際的な基準および各国独自の基準を遵守す
ることを保証しなければならない。さらに、規制当局によって臨床研究
の登録が要請されることもある。ClinicalTrials.gov などの認可を受け
た臨床研究データベースの一つに、最初の患者を募集する前に臨床研究
計画書を登録しなければならず、地域によってはこれが規制上の要求と
なっているところもある。さらに、最有力の医学雑誌[12] に掲載するた

めには、これらのデータベースに登録されていることが必要条件であるため、登録なしでは研究結果の公表が困難になる。

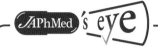

【コラム：日本における IICT の実態】

　日本では、2013 年頃から「降圧薬にかかる臨床研究に関するデータ操作が疑われた事案（降圧薬事案）」が社会的に大きな問題となり、臨床研究の信頼性の回復が喫緊の課題となり、規制当局を中心として早急な対応と再発防止策が検討された。これに伴い、2014 年には「人を対象とする医学系研究に関する倫理指針」が、従来の臨床研究に関する倫理指針および疫学研究に関する倫理指針を統合して新たに設定された。このとき業界団体としては、日本製薬工業協会（製薬協）が、IICT を企業が支援する際の留意点について検討し「製薬企業による臨床研究支援の在り方に関する基本的な考え方（2014 年 4 月 22 日）」を公表した。この中で、製薬協加盟会社が遵守すべき事項が次のとおり示されている。

①自社医薬品に関する臨床研究に対する資金提供や物品供与等の支援は、契約により実施すること。また、契約の中で臨床研究に使用されなかった資金や物品は適切に企業に返還されるべき旨を明確にしておくこと。なお、臨床研究に関わる労務提供については、データ解析業務等研究結果や研究の中立性に疑念を抱かせるような労務提供は行わないものとする。

②臨床研究における客観性と信頼性を確保するためには、研究者の独立性が極めて重要であることを認識し、利益相反関係に十分留意の上、支援を行うこと。

③奨学寄附金は本来の趣旨に則り適切に提供することとし、今後自社医薬品に関する臨床研究に対する資金提供の支援方法としては用いないこと。

　その後、製薬協から「医療用医薬品等を用いた IICT の支援に関する指針（2016 年 1 月 21 日）」が公表され、IICT に対しては、契約に基づく資金提供以外のプロトコル作成、データマネジメント、統計解析等の労務は提供しないことが明記された。したがって、2017 年 11 月時点では、IICT に関するコンサルテーションを日本で企業の MA 部門が実施することはできない状況である。また、2019 年 7 月時点では、2018 年 4 月に施行された臨床研究法により、製薬企業等と研究者との共同研究の道が開かれている。

　関連する規制要件では、その後、個人情報保護法の改定に伴う「人を対象

とする医学系研究に関する倫理指針（2017年2月28日改定）」の改定が実施
されるとともに、2017年5月には臨床研究法が成立し、医薬品、医療機器等
の品質、有効性及び安全性の確保等に関する法律（昭和35年8月10日法律
第145号）に基づく承認又は適応を取得していない医薬品等（未承認・適応
外の医薬品等）を用いる臨床研究および企業から資金提供を受けて実施する
臨床研究については、「特定臨床研究」として、臨床研究法を遵守して実施し
なければならない状況へと変化している。

　このように日本では、IICTを取り巻く環境が大きく変化しているので、
MA部門でIICTに関与するメンバーは、常に最新の動向を把握し、タイム
リーに対応することが求められる。

パブリケーションプランニング

　パブリケーションプランニングは、科学的ミーティングおよび査読さ
れた論文を通して、臨床（または非臨床）データをタイムリーに公表す
る計画のことであり、製品のライフサイクルに関わるサポートとして実
施される。パブリケーションプランニングは製品のライフサイクルを計
画して最大化させるための強力なツールであるが、競争から自社製品を
守るためのツールでもある。企業におけるパブリケーションプランニン
グはMA部門の業務であると著者は考えているが、一部の企業では
マーケティングの業務となっているところもある。パブリケーションプ
ランニングの業務を定義するうえでは、MA部門とマーケティング部
門のいずれに責任があるかということよりも、両部門間の協力が重要で
あり、そのためのポイントを次に示す。

- マーケティングの主張は何かを把握する。
- 有効性／可能性または安全性に関する臨床現場の主張を把握する。
- 現時点ですでに利用可能なデータは、臨床現場とマーケティングの主張のう

ちの何を裏付けているのかを明確にする。
- 競合他社の主張のどの点に対して、自社製品は異なるのかを明確にする。
- ギャップ分析：すべての主張を裏付けるために必要なデータに対して、利用可能なデータに何が不足しているのかを明確にする。
- このギャップを解消するための「日程表（タイムライン）」を表示する。
- 日程表には、おおよその競合他社データが公表されるであろう日付を示す。
- いつ、どの文献が必要となるかのプランを立案する（このようにして立案されたプランが実際のパブリケーションプランニングである）。

　このようなパブリケーションプランニングでは、必要なデータを得るためにどのような臨床研究が利用可能かについての、臨床（または非臨床）研究の担当者との話し合いから始めるべきである。特定されたデータのギャップを埋める研究が計画されていない場合は、どうすればそのようなデータが得られるかについて話し合えば、多くの結果を導き出すことができるであろう。単純な課題のように思えるが、パブリケーションプランニングが効果を上げるには非常に多くの時間を要することが多く、MA 部門、マーケティング部門、前臨床・臨床研究を担当する部門および薬事部門に加えて、統計部門、文献サービス部門など、多くの部署の協力と情報提供が必要である。計画段階で役立つソフトウエア[13] はあっても、適切なパブリケーションプランニングを得るためには知性的な情報の吸収と多大な努力の必要性に取って代わるものはないであろう。

文献の概括的評価

　MA 部門の業務は主としてデータに基づいて行動する活動であり、そのデータソースの主なものは科学論文である。科学の専門家としてのサービスを提供するために、MA 部門のメンバーは利用可能な科学論

文により研鑽を積み、利用可能となる新しい論文で継続的にその知識およびスキルをアップデートしなければならない。取り扱う製品と治療分野によっては「現在進行形」で、切れ目なくアップデートされた論文の概要を作成することは重要である。時間がかかる作業であるが、著者の意見としては、これこそが MA 部門の業務の核心となる活動であり、科学教育を含むすべての社内的な活動においても文献の概括的評価が必要であるように社内外両面の利害関係者に向けた主要なサービスである。

　科学的・臨床的なバックグラウンドを持たない MA 部門のスタッフが文献の概括的評価を読む可能性もあるため、一般的に科学的なバックグラウンドを持たない MA 部門のスタッフであっても読むことができるレベルで書かれた新しい論文の要約（非専門家バージョン）を提供することが、このような場合には望ましい。社外での MA 活動は、科学的にも臨床的にも十分に研鑽を積んだ人材との接触が多く、そこでの議論では、論文の概要ではなく原本を用いればよい。文献の概括的評価の提供の方法に関する案の一部を以下に示す。

- 対象となる製品を明確にする。
- 文献の概括的評価に含める内容を決める（査読を経た論文に限るか、どの言語か、学会要旨なのか臨床論文のみなのか、など）。
- 分野や領域を正確にカバーしている論文データベースで徹底的に論文を検索する（臨床論文全体を対象として PubMed[10] や Embase[11] から入るのがよい）。
- 論文を論理的にグループ分けして整理する（各製品タイプを適応症の下位分類で分けるなど）。
- 各論文について「非専門家」向けの要約を付与する。
- 検索可能なフォーマットで文献の概括的評価を作成して、忘れずにバージョンを管理する。
- MA 部門のスタッフ全員がアクセスできるように文献の概括的評価は共有フォルダに保管する。

- 新しい論文が公表されるスピードにもよるが、たとえば毎月のペースで関連するデータベースが継続的に検索できるようにする。
- 新規かつ重要な文献を必要とする組織に配付する。

　MA部門内で文献の概括的評価の作成とその維持は文献専門家の担当である。しかし、治療分野の専門家／MSLに新規論文を査読してもらうことは、選択基準に基づいた適切な論文の抽出と文献の概括的評価を執筆するうえで有益である。この点でMSLは、研究者やソートリーダー（KOL）と接する機会が多いことから、また別の重要な役割を果たすことができる。文献専門家には、投稿されたがまだ受理されていない論文に注意を払うことも必要であるが、文献専門家の業務の大部分は論文を吟味して最新の知見をアップデートすることである。

　著者には文献の概括的評価の作成作業を外部委託して、その後の作成された文献の概括的評価のアップデートを社内で実施した経験があるが、科学論文の検索に求められるスキルは過小評価されるべきではない。文献の概括的評価の作成、アップデートおよびそれに伴う科学論文の検索スキルは単なる事務作業ではないのである。概要を作成した論文の「収納場所」を特定している場合には、論文のライブラリを作成し、MA部門の治療分野専門家、MSL、文献サービスなど、すべてのメンバーがこれらの文献へのオンラインアクセス権を社内教育の目的からも確保するべきである。なお、論文のフルテキストが外部に提供される場合には、著作権規制遵守の手順に関するSOPを整備することが重要である（第11章「メディカルアフェアーズに関連する標準業務手順書」を参照）。

◯ 製造販売後の臨床研究の計画立案（第Ⅲb相および第Ⅳ相）

製造販売後の臨床研究の計画（承認済の適応に関するサポートデータおよび適応を拡大するためのサポートデータを得るために実施する臨床研究）の立案にかかる時間は、担当者の専門知識に依存する。よい計画を立案するために確かなことは、製品の市場展開を最大化する目標を持つマーケティング部門と関連する臨床研究のデザイン、当該研究の実施時期、実施方法を中心に計画立案ができる MA 部門および臨床開発部門とが協働してチームで業務を進めることである。その理由は第Ⅲb相および第Ⅳ相の臨床研究後期を第Ⅰ～Ⅲ相の臨床研究前期と連携させることが必要ということは明白である。また、製造販売後の臨床研究の立案を、その製品の発売後まで遅らせるのではなく、少なくとも概要の形でも承認までに準備しておく必要があるであろう。

あらゆる臨床研究と同じく、計画立案に際してはMABM、文献検索、臨床研究計画書の下書き、生物統計学的インプットなど、多くのプロセスで時間を要するが、MA はこれらすべてを主導し、マーケティングと臨床開発の両方の担当者の協力を引き出して計画立案の全工程に関与させるようにすることが望ましい。臨床開発の担当者は臨床研究の経費や実施期間の見積りについて特有の専門知識を持っているが、MA 部門員でこのスキルを身に付けている者はほとんどいない。臨床開発の担当者を巻き込むことで、時間と経費に直接関係してくる被験者数の見積りにも必要な生物統計学の知識も活用できる。最後に、臨床開発の担当者は対象となる特定の医薬品や医療機器を用いた臨床研究の実施において直接使用する HCP に直接コンタクトをとることができる場合があり、このことは協働のもう一つの利点となる。

● パブリケーションプラン

パブリケーションプランニングと関連付けるべき第Ⅲb／Ⅳ相の臨床
開発計画の一般的な項目を以下に示す。

- エグゼクティブサマリー
- パブリケーションプランニングで確認したエビデンスと実臨床とのギャップ
- これらのギャップを埋めるために、どのようなデータを得られるか／得るべきか
- 製品の発売予定、確認されたギャップを埋めるためのデータを利用することが可能になるべき時期、およびそのようなデータをタイムリーに利用することを可能とするためには製造販売後の臨床研究をいつ開始するべきかなどについてのタイムライン
- 少なくとも以下の点を含む、簡単な要約付きの各臨床研究リスト
  ○ タイトル
  ○ 確認すべきエビデンスと実臨床とのギャップ
  ○ 臨床研究の目的
  ○ 臨床研究のデザイン
  ○ 主要および副次的評価項目
  ○ 臨床研究対象集団および被験者数
  ○ 地域的範囲
  ○ 時間の見積り
  ○ 経費
- すべての時間と経費の検討

製造販売後の臨床研究計画は、他の研究とは無関係に立案してはならない。臨床開発計画とIICTリストを精査すると（IICT概要を入手しておくと役立つ）、主張を裏付けるデータが見つかり、経費削減にも役立つ可能性がある。

宣伝・広告の審査

　ヘルスケア製品の不正取引請求の訴訟を起こされた企業の話題を毎週のように見聞きするが、すべてエフェクトサイズの不当な解釈（エフェクトサイズの誇張や統計的な裏付けのない効果の示唆）、現行の適応から外れた主張（適応外使用）、または有害事象について十分な情報を提供しなかったということなのである。特に米国では虚偽請求取締法の定めにより、販売促進資材がすべて FDA に送られる。このようなケースでは、資材は科学的、臨床的に正しく解釈されたデータに基づいているので、興味深く閲覧できる。もちろん、20 世紀初頭にどのような病気にも効果が得られると宣伝された強壮剤のような裏付けられるデータのない主張はあまりに単純だが、臨床データが入手可能なケースでは、FDA や他の規制当局によって科学的、臨床的かつ統計的に、精密な審査が行われるため、倫理的かつ専門的な方法で医療機器を販売するために、企業に定期的に実施される宣伝・広告などに関する審査委員会を設置することが重要である。

　科学的、臨床的な主張を含んで企業から送り出される販促資材は、すべてその企業の科学と臨床の専門家が参加する MA が審査するべきである。宣伝・広告などに関する審査委員会のメンバーは一般的にマーケティング（販促資材を所有していることが多いため委員会の議長を務める）、法務、規制および MA の各部門の代表者でもある。審査する際には、コンプライアンスに関する規制に地域差がある可能性を考慮に入れることが重要である。EU ではコンプライアンスに準じている販促資材が、米国やその他の地域でも問題ないとは限らないのである。

【訳注】日本では、販促資材の作成、所有者であるマーケティング部門は宣伝・広告などに関する審査委員会には参加しないか、または説明などのために参加しても可否決定権がないように定められている。「医療用医薬品の販売情報活動に関するガイドライン」によると、販売情報提供活動の資材等や販売情報提供活動自体の適切性等をモニタリングする部門（販売情報提供活動監督部門）を販売情報提供活動の担当部門から独立した形で社内に設け、さらに販売情報提供活動の資材等は、使用される前にあらかじめ販売情報提供活動監督部門による審査を受けることとの記載がある。これは、降圧薬事案の影響で、販促資材の審査をマーケティングおよび販売部門から独立させることに主眼が置かれているからである。

　審査用フォルダに提出された各販促資材について、宣伝・広告等に関する審査委員会は系統立った審査を実施する。審査フォルダに入れる際には、想定している対象者、使用地域などが記載された背景資料と、その主張が根拠とする科学的臨床的データを含む全参考資料が添付されている必要がある。宣伝・広告などに関する審査委員会の審査においては、MAの科学者や臨床医は、裏付けデータに基づいてその主張が妥当であることを保証しなければならない。

- その主張は正確か？
- 統計は正確に提示されているか？
- 統計的に有意であるとしても、臨床的な意義はあるか？
- その主張は、公正・公平な文脈において示されているか？

　販促資材の審査が一度で終わることは稀であり、販促資材がすべての

関係者に承認されるまでには数度の審査と審査結果に基づく修正のプロセスが繰り返されることが多い。このプロセスの繰り返しを避けるために、実際の宣伝・広告などに関する審査委員会では審査の前に資料が審査委員に配付され、審査委員は配付された資料に必ず目を通すことが義務付けられていることが多い。また、審査に要する時間を短縮するためにマーケティング部門とMA部門の担当者が協力して販促資材を手直しするのもよいであろう。

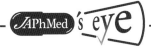

【訳注】日本では、審査時間の短縮のための工夫として、審査基準や審査のチェックリストが作成されている場合が多い。

　多くの企業では、この宣伝・広告審査の負担、特にMA部門にかかる負担は、しばしば過小評価されている。各販促資材とすべての背景資料（3〜4編の科学論文の場合がある）は、別々に審査する必要がある。1週間に10〜15件の販促資材を審査するとなると膨大な作業である。この作業をしやすくして、また最高のインプットを提供するためには、できればこの作業は個人の専門知識に基づいて別々のMA部門のメンバーに（各治療分野の専門家などに）振り分けることが望ましい。宣伝・広告などに関する審査の各工程にはSOPを整備すること（第11章「メディカルアフェアーズに関連する標準業務手順書」を参照）。

第7章

メディカルアフェアーズの
その他の職務

第7章 メディカルアフェアーズのその他の職務

- ●パブリケーション支援
- ●アドバイザリーボード
- ●学会活動
- ●発売計画
- ●競合品の分析
- ●ビジネスチャンスの分析

パブリケーション支援

　臨床医、研究者、ソートリーダー（KOL）や科学者は臨床業務などで多忙であるが、同時に「論文を投稿しなければ、自分の未来はない」という立場にもある。そのため彼らは、研究論文の発表を支援してもらおうと頻繁にMAを頼ってくる。MAは、科学的、臨床的なバックグラウンドや、当該製品、競合製品、対象分野で利用可能な文献などに関する豊富な知識、および文献検索者、メディカルライター、統計学者といった人材へアクセス可能な、またとない人たちだからである。

　MAはパブリケーション支援をする前に、何を支援して、何を支援しないのかの合意を得ておくことが重要であり、推奨する。ゴーストライターとは、著作者の権利を本人以外の人（たとえば、研究機関の臨床医）に渡すことを約束する科学論文の執筆者であるが、その仕組みは、大いに議論の余地があるものである。著者としては、そのような行為は避けるべきであり、透明性の面で許容できるものではないと考える。MA専門家が臨床研究計画書の立案やデータの評価および論文執筆に関与している場合は、著者となる資格がある。そこで、国際医学雑誌編

集者会議（ICMJE）による著者の定義を見てみよう[12]。

ICMJE が勧告する著者資格としての 4 つの基準
- 研究の構想またはデザイン、あるいは研究データの取得、解析、または解釈に実質的に貢献した。さらに、
- 論文を起草したか、または重要な知的内容について批評的な推敲を行った。さらに、
- 出版原稿の最終承認を行った。さらに、
- 研究のあらゆる部分について、その正確性または公正性に関する疑義が適切に調査され、解決されることを保証し、研究のすべての側面に対して説明責任を負うことに同意した。

多くの場合には、MA に所属する専門家は著者となる資格があり、共著者となるべきである。この場合は、COI 申告書には、その企業と共著者の資金その他の関連を含めて正しく、正直に明記しなければならない。

MA に所属する専門家が校正や論文作成サポートのような支援を提供することも問題なく、それ自体は著者の資格とはならないが、最終的な論文の質を高めることになる。

アドバイザリーボード

アドバイザリーボードの議事進行を行うのは、MA 部門員が最も適任である。臨床研究計画書、臨床開発計画、製品の使用法、新製品の特徴、販売計画、競合他社の優位性における特異的な疑問に対して、国内外の専門家のインプットが必要になる可能性がある。一般的にはこれらの専門家を 1〜2 日間招集して、会社が抱える疑問への回答を導き出すことを目的にして議事進行を作成する。これらの専門家を一堂に集める

のは現実的に難しく、このようなミーティングは実施予定の学会の前後に予定されることが好都合であることが多い（学会の1～2日後など）。通常、MAはこうした専門家と同じ教育バックグラウンドを持つため、マーケティングやR&Dなどの部門と外部のアドバイザリーボード専門家の橋渡しの役割を無理なく果たすことができる。

JAPhMed's eye

【訳注】日本製薬医学会から公表しているメディカルアドバイザリーボードミーティング（MABM）に関する提言では、MABMの販売部門からの独立性の確保、未承認・適応外の医薬品などに関する情報提供に関する取り決めに十分に配慮するため、販売部門およびマーケティング部門のMABMへの出席を認めていない。未承認・適応外の医薬品などに関する情報のMABM出席者へのインプットは、当該医薬品などに関して各専門家が意見交換するために必要かつ最低限の情報にとどめるよう提言している。MABMの計画に際しては、医薬品などの説明に要する時間より参加した専門家のディスカッションの時間を多くとることを推奨しており、MA部門の担当者がソートリーダー（KOL）を個別に訪問してインタビューすることに比較して、MABMでは専門家同士がディスカッションすることにより、新たに生まれる見解や情報に価値がある。

これらのミーティングの計画立案にあたって重要な点を以下に示す。

- アドバイザリーボードで回答を得たい疑問を社内関係者と慎重に準備する。
- アジェンダで割り当てられた時間は十分か？
  （時間に対して議題が大きすぎることが多い）
- ミーティングまでに送付していなければならない最終的な説明資料は何か？
  （注意：資料の99%は、時間不足から読まれることはない）
- 設定した疑問を含め、会議の目的を明確に説明した背景資料をアドバイザリーボードメンバーへ開催に間に合うように確実に送付する。

- 会議を時間通りに進めるため、議長とは別に時間管理担当者を置く。
- すべての手配（昼食、夕食、チケットなど）をするため、後方支援（ロジスティック）担当者を置く。
- 議事録を作成するため、専任の担当者を置く（メディカルライターなどが、発言のままではなく要旨を記述するのがよい）。
- 議事録は最終版の確定前にアドバイザリーボードメンバーがレビューする。
- アドバイザリーボードの目的が達成できたかどうかについて内部報告会を開いて検討する。

　著者は長年にわたりいくつもの会社で、参考資料として使用されるアドバイザリーボード議事録を見てきたが、このようなアドバイザリーボードは、企業に大きな価値をもたらす。しかし、これらのミーティングには経費がかかるため、計画立案が鍵となる。

● 学会活動

　学会の計画は主にマーケティングまたは社内の営業部門が担当するが、MA は取り組むべき学会を決めて、ふさわしい講演を立案することによって、付加価値を持たせることができる。MA はソートリーダー（KOL）の科学的、臨床的な幅広いネットワークを持っており、重要な臨床の学会がどこなのかをよく理解している。これは営業担当者も同様である。学会にはマーケティング目的（主な情報の流れは企業から顧客へ）のものと、科学的目的（主な情報の流れは企業へ）に適しているものがある。

　新しい予算編成年度が始まるときは、学会についての費用を多く確保することができるため、MA からのインプットを含めて年間学会計画の大幅な見直しが推奨される。的外れの時期に、的外れの内容の学会に

出席することは、費用、時間の両面で全くの無駄になる可能性がある。とはいえ、学会へ参加することは、きわめて重要である。なぜなら自社製品や競合品に関する科学的・臨床的に重要なデータが、そこにはあるからである。そのデータは、専門分野で最前線にいるために見逃してはならないものである。

各学会の計画について、MAがインプットするべきは以下の点である。

- どのような臨床の情報を提示するのか。
- 企業が主催する科学イベントとミーティングの企画案作成。
- 企業が主催する科学的ミーティングにおけるプレゼンテーション内容のレビュー。
- 企業ブースで必要とされるMAから参加する臨床的、科学的専門家の専門領域。

企業ブースでの配布資料や会社のポスターは宣伝・広告資材とみなされる可能性があるため、宣伝・広告資材審査委員会を通じてMA審査を受ける必要があることを忘れてはならない。

発売計画

一大事業：新製品を市場に送り出す計画。販売計画は、発売について効果を最大限にするための計画であり、パブリケーションプラン、コミュニケーションプランと連動する。

MAは以下のような観点から発売計画をレビューし、強化する。
- 適切な時期に科学的、臨床的な裏付けデータが利用可能であることを確認する。

●マーケティングの主張に対して、データによって本当に裏付けできる
　かを確認する。
●理想的な製品説明内容と、実際に利用可能なデータで裏付けできる説
　明内容とのギャップを明確にする（このギャップをもとにして、説明
　内容に新規の臨床研究データなどを加えることもある）。

競合品の分析

　競合する分野をマッピングすることは重要であり、継続的に実施する
ことによってビジネスとして生き残ることができる。マーケティング
は、競合品を継続的に更新し、マッピングする点において、他の営業関
連部門と密接に作業することになる。この点においても MA の存在価
値がある。MA は、臨床医とソートリーダー（KOL）両者のネット
ワークを通じて、自社製品のみならず市場に出回る他のすべてについて
の情報を集積している。すでに市販されている競合品の有効性／性能お
よび安全性は、競合領域における現時点の状況を捉えるために重要であ
る。将来的な競合分野の情報は、（数年後に新しい情報を提供するであ
ろう）臨床研究を実施している研究者より得ることができる。Clinical-
Trials.gov、clinicaltrialsregister.eu などの臨床研究データベースのよう
なツールは MA が継続的にフォローすることで、将来的な競合環境に
臨むべき姿をもたらすかもしれない。

　薬事承認の情報と同様に、論文の科学的レビューにより競合品を分析
することは、MA が行うべきである。成分が同一の（ジェネリック）
医薬品は、異なる有効性のデータを示すことがあるが、特に販売承認に

63

つながる重要な臨床研究のデザインが完全に一致しなくても、リスクプロファイルは類似していることが多い。一方で、類似の医療機器やデバイスは、有効性／性能のデータだけでなく、リスクプロファイルも著しく異なることがある。競合品は、限られた適応症で市販され、適応範囲を拡げるために新規の臨床研究が現在計画されているかもしれない。MAは、これらの臨床研究がその目標を達成するかどうかについても評価することができる。

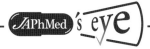

【訳注】他社の競合品に関する分析にMA部門が関与する場合は、科学性／倫理性および公平性の観点で対応する必要がある。

● ビジネスチャンスの分析

企業は、買収、合併、提携、投資などビジネスを拡大するためのいくつかの方法により、成長のためにさまざまな決断をする。契約を締結する場合は、いかなる場合も事前に徹底的なビジネスチャンスの分析が行われる。その重要な部分のひとつが、前臨床／臨床データパッケージならびに今後可能性のある臨床開発プランおよび規制戦略について、科学的かつ臨床的にレビューすることである。この分析の際にMAが企業に貢献できることを以下に示す。

● すでに存在する科学データにいくつかのフラグを立ててわかりやすくする：有効性データは十分で、臨床的に意義があるか？　安全性に問題はないのか？

●臨床開発計画および規制計画（新規販売承認に向けて新しいパイプライン製品をいかに開発していくか）の成功する可能性を評価する。

●規制当局（EMA、FDA、承認機関など）とのやりとりについての評価：規制機関から無理な要求をされていないか？

●新しいヘルスケア製品が必要とされるアンメットメディカルニーズの評価：新製品の市場価値を高める可能性のある使用方法があるかもしれない。

●競合分野の状況に照らして新製品を評価する：競合他社の各製品と対照させた製品のSWOT（強み、弱み、機会、脅威）分析を実施する。

　ビジネス分析には、事業分析の豊富なスキルとツールが必要であるため、MAが単独で実施できないことは明白である。中小企業では、ビジネス分析は外部委託されることがある。その場合にMAは社内で協力するよきパートナーになるだろう。大企業では専任のビジネスチャンス分析担当者が、MA、マーケティング、経営層（新製品や会社買収などの最終決定を行う）からのインプットを受けて、フルタイムでこの業務を実施する。

【訳注】日本では販売機会に関する分析にMA部門が関与することはない。MA部門が関与する可能性があるとすれば、要請に基づき、疾患領域に関する治療戦略やアンメットメディカルニーズ、エビデンスの有無といった情報共有など、また、販売機会に関する分析結果を社外に提出する際に、MA部門による科学性／倫理性および公平性の観点でレビューする場合であろう。

第**8**章

医療関係者との接し方

第8章　医療関係者との接し方

- ●対等な立場での交流
- ●専門的、科学的、公正かつ公平
- ●販売促進をしない
- ●規則を守っている

　MA は HCP とさまざまな形で交流をする。MSL のように MA における現場ベースの職務では、日々、医療関係者と会うことになる。診療領域の専門家のような他の MA も、病院などの職場だけでなく学会やアドバイザリーボードにおいても HCP と会う。病院や研究機関において、MA は医療関係者から教育目的、製品のデモ（医療機器に関連するものが多い)、あるいは科学的なディスカッションのための面会を依頼されることがある。

　医療関係者は、MA を営業担当者とは見ないし、見られるべきではない。それは、MA に所属するものは販売促進活動を行わないからである。科学的に習熟した MA のいる組織について、医療関係者は自身と同等の存在と考えるべきである。それは、会社の営業関連部門と医療関係者を科学的に対等な専門性でつなぐ懸け橋であり、いわゆる科学的な資源である。これらの資源は高額な投資となる。十分な資格があるMA 人材を確保することは困難で、高い教育を受けている人は人件費も高くなる。そのため「少しだけ節約」して、MA としての資格要件に届かない者も MA として採用している企業もある。資格要件に届かないとは、専門家である HCP と、科学的に高いレベルで対話すること

ができないという意味である。たとえば、疾患領域の専門家である
MAが、心臓外科分野のソートリーダー（KOL）と会う必要があると
する。その企業が採用しているのは、患者も心臓手術も見たことがない
生物学者で、生物学分野においての資格はあるが、自社医薬品について
心臓外科医と臨床的な議論に価値を付加することは困難である。

　次に、医療機器でのミスマッチの例を紹介する。この製品は、手術室
で看護師のみが使用するものであり、手術室で使用する医療機器につい
て対等な議論をするために心臓外科医を雇うのはやりすぎである。そう
ならないための、新しいMA担当者の職務内容を定義するための簡単
な質問は次のようになる。「このMA担当者が、通常会うであろう医療
関係者は誰か？」

　MA担当者とHCPとのやりとりは、以下のようになる。
●専門的
●科学的
●臨床的
●明確
●公正かつ公平
●販売促進目的でない
●規則を守っている

　プレゼンテーションの中で自らのCOIについて公表し、公平でバラ

ンスの取れた方法（ポジティブデータと同様にネガティブデータも発表する）で情報提供することを宣言し、ようやく MA はプロとみなされるのである。また、十分な背景情報と正確な統計学的解釈に基づいてデータを提供することで、MA は科学的であるとみなされる。非臨床の研究者は統計的に有意な結果を重要と結論付ける傾向があるが、臨床的なバックグラウンドのある MA は、結果にいかなる臨床的な意義があるか（統計的な有意差は必ずしも臨床的に意義があるとは限らない）の議論に発展させることができる。

　MA はいかなる製品の販売促進活動を行わない、そして、いかなるやりとりにおいても、本当に画期的な新製品に対する（当然持っている）熱意が、その製品の販売促進目的だと HCP に思われないように注意すべきである。

　一部の企業では、誤解を防ぐために、MA が作成した科学的なプレゼンテーションでさえ広告／販促資材のレビューを受ける（第6章「メディカルアフェアーズ特有の職務」を参照）。一部の他の企業では、MA が健全で科学的な結論を確実にするための主要な査読者であるため、MA 単独で行われる科学的プレゼンテーションはこのレビューを受けない。広告／販売資材のレビューには時間がかかるため、日々更新され得る科学発表の作成が遅れ、時に作成が不可能となる。著者は、MA 組織に属する人に依頼することを推奨したい。簡単な解決策は、MA の内部でそういったプレゼンテーションのレビューを実行することで、別の MA 部門のメンバーにプレゼンテーションを送り、規則への遵守状況を手早くレビューしてもらうことである。

第9章

メディカルアフェアーズの
コンプライアンスについて

第**9**章　メディカルアフェアーズの
コンプライアンスについて

- ●第 1 の規則「患者を傷つけない」
- ●適応外使用
- ●営業担当としてのメディカルアフェアーズ
- ● HCP への贈答

第 1 の規則「患者を傷つけない」

　ヘルスケア業界にも、他の規制業界と同様に、コンプライアンスに関する規則が存在する。この規則および法令を理解して遵守する必要がある。たくさんのルールがあるだけでなく、グローバルチームが注意を払わなければならないものとして、地域ごとの違いもある。MA は誕生したときから、臨床研究をどのように実施するか（連邦規則集：CFR［米国］、医薬品指令［EU］、医療機器指令［EU］、ISO 14155、GCP など）、またヘルシンキ宣言のようなヒトを対象とする研究の倫理規則などの規則や法令とともに成長してきている。

　MA 部門に所属する医師は、「ヒポクラテスの誓い」を宣誓している。そして、そこにはコンプライアンスのための最も重要なルールがある。

「私は，私の患者に苦痛や損傷を与えないように最善を尽くします」
（ヒポクラテスの誓い）。

　「患者を傷つけない」というこの原則は、MA のコンプライアンスにおいて、最優先事項であるべきである。MA の日常活動および HCP と

のやりとりの中で、患者へのリスクが最小限に抑えられるか、可能であれば回避されることが常に保証されるように努めるべきである。金銭的な関係、人間関係、科学的な名声など、重要な課題に対する多くの使命がある状況になっても、「患者を傷つけない」という唯一のルールが、すべての課題よりも優先される。

　MAの行動には「グレーゾーン」と呼ばれる、あまり明確とはいえないルールがある。何がコンプライアンスで何が違うのか、MA部門員でも判断がつかないだろう。ここでは、まず初めに、薬事部門と法務部門の両方にそのような問題が相談できるネットワークを構築することを推奨したい。もしかするとMAメンバー全員が、新たに発生したグレーゾーンに対して薬事部門と法務部門への質問を可能とする方法で、コンプライアンスの議題について継続的なトレーニングセッションを開催することになるかもしれない。MAが行動するうえで遭遇する可能性のあるグレーゾーンを示す。

● 適応外使用

　医師が既承認の薬剤を、適応以外に意図的に処方することを、適応外使用と呼ぶ。多くの国で医師は、科学的な妥当性があれば適応外の薬剤（機器）を使用できる権利を有している。これは必ずしも患者の利益になるわけではないことが、最近の大規模コホート研究で示されている。それによれば、適応以外で薬剤を使用した患者には、適応範囲内で使用した患者よりも有害事象の発現率が高かったことが示されている[14]。この方針に沿って、特定の国では、企業がオフラベルの使用を促進するこ

とが許されていない。そのため、いかなる製品もオフラベルの使用を推進しないように営業関連部門（マーケティングとセールス）に対して強調しておく必要がある（たとえば、米国ではFDAが直接虚偽請求訴訟法によって禁止している）。

重要なのは、オフラベル使用促進の禁止は、企業所属の医師であるかどうかにかかわらず、最高経営責任者（CEO）およびMAを含むその企業の全員が対象となっていることである。

しかしながら、HCPは、現在承認されている適応から外れる可能性があるヘルスケア製品の科学的情報を会社に要求することができる。その場合、通常はMAからこの科学的情報が提供される。このとき、どのように対処するかについて、社内の法務や薬事部門と話し合い、法令に準拠するために地域差があるのかどうかを確認することも強く推奨する。例として、米国では受け入れ可能な提供が何で、配布してはいけないものは何かについて取り決めたルールがいくつもある。

MA部門のメンバーがHCPと科学的な議論をする際には、製品に関して明らかに適応外の質問をされるかもしれない。ここでもまた、コンプライアンスと透明性の理由から、適応外使用に関連している質問と、必要に応じて適応範囲や使用方法を示す／参照することなのかを明確に述べることが賢明である（多くのHCPは添付文書を見たことがない）。このような状況には、SOP（標準業務手順書。適応外に関する質問を組織としてどのように専門的に伝えていくのか、また、MAがこれらの疑問に対して法令順守した方法で対応するかについての書類）が有効である（第11章「メディカルアフェアーズに関連する標準業務手順書」を参照）。

【コラム：日本での現状】

　日本における医薬品の情報提供において、「医療用医薬品の販売情報提供活動に関するガイドラインについて（平成 30 年 9 月 25 日薬生発 0925 第 1 号厚生労働省医薬・生活衛生局長通知）」に従い、医薬品の情報として提供可能なものは、日本国内で承認された範囲内の効能・効果、用法・用量等の情報の提供でなければならない。外国において承認されていたとしても、例外ではない。また、臨床研究に関する情報においても、「臨床研究法」（平成 29 年法律第 16 号）、「人を対象とする医学系研究に関する倫理指針」（平成 26 年文部科学省・厚生労働省告示第 3 号）等の、日本国内の法令・指針等を遵守して実施されたものでなければならない。アドバイザリーボードミーティング（MABM）のような場合において、適応外等の医薬品に関する情報は、JAPhMed の提言によれば、各専門家が意見交換をする際に必要かつ最小限度の情報の提供にとどめる必要がある、としている。以下のように、医薬品の広告規制や参考となる通知等をまとめたので、参考にされたい。

医薬品等の広告規制

https://www.mhlw.go.jp/stf/seisakunitsuite/bunya/kenkou_iryou/iyakuhin/koukokukisei/index.html

〈マテリアルや CM や新聞広告、普通の方に薬の宣伝しないことなどのルール〉
▶ 医薬品等適正広告基準の改正について（平成 29 年 9 月 29 日薬生発 0929 第 4 号厚生労働省医薬・生活衛生局長通知）
▶ 医薬品等適正広告基準の解説及び留意事項等について（平成 29 年 9 月 29 日薬生監麻発 0929 第 5 号厚生労働省医薬・生活衛生局監視指導・麻薬対策課長通知）
▶ 薬事法における医薬品等の広告の該当性について（平成 10 年 9 月 29 日医薬監第 148 号厚生省医薬安全局監視指導課長通知）
▶ 医療機器の広告について（平成 22 年 8 月 17 日薬食監麻発 0817 第 1 号厚生労働省医薬食品局監視指導・麻薬対策課長通知）〈情報提供の新ルール〉
▶ 医療用医薬品の販売情報提供活動に関するガイドラインについて（平成 30 年 9 月 25 日薬生発 0925 第 1 号厚生労働省医薬・生活衛生局長通知）
▶ 医療用医薬品の販売情報提供活動に関するガイドライン（参考資料：社内

体制図）

▶医療用医薬品の販売情報提供活動に関するガイドライン（参考資料：パブリックコメント回答）

▶医療用医薬品の販売情報提供活動に関するガイドラインに関するQ＆Aについて（平成31年2月20日厚生労働省医薬・生活衛生局監視指導・麻薬対策課事務連絡）

▶医療用医薬品の販売情報提供活動に関するガイドラインに関するQ＆Aについて（その2）（平成31年3月29日厚生労働省医薬・生活衛生局監視指導・麻薬対策課事務連絡）

臨床研究法

https://www.mhlw.go.jp/stf/seisakunitsuite/bunya/0000163417.html

臨床研究法（平成29年法律第16号）
・概要
・本文
政令
・臨床研究法の施行期日を定める政令（平成30年政令第40号）
・臨床研究法第24条第2号の国民の保健医療に関する法律等を定める政令（平成30年政令第41号）
省令
・臨床研究法施行規則（平成30年厚生労働省令第17号）
・臨床研究法施行規則（平成30年厚生労働省令第17号）（様式のみ）
・参考資料：読替表
・再生医療等の安全性の確保等に関する法律施行規則及び臨床研究法施行規則の一部を改正する省令（平成30年厚生労働省令第140号）（臨床研究法該当部分のみ抜粋）
公布通知
・臨床研究法の公布について（平成29年4月14日医政発0414第22号厚生労働省医政局長通知）
局長通知
・臨床研究法の施行に伴う政省令の制定について（平成30年2月28日医政発0228第10号厚生労働省医政局長通知）
・再生医療等の安全性の確保等に関する法律施行規則及び臨床研究法施行規則の一部を改正する省令の公布について（平成30年11月30日医政発

1130 第 3 号厚生労働省医政局長通知)

施行通知

・臨床研究法施行規則の施行等について（平成 30 年 2 月 28 日医政経発 0228
　第 1 号厚生労働省医政局経済課長／医政研発 0228 第 1 号同研究開発振興課
　長通知）（一部訂正反映後）

・臨床研究法施行規則の施行等について（平成 30 年 2 月 28 日医政経発 0228
　第 1 号厚生労働省医政局経済課長／医政研発 0228 第 1 号同研究開発振興課
　長通知）（様式のみ）

・臨床研究法の施行等に関する Q ＆ A（統合版）について（令和元年 11 月
　13 日厚生労働省医政局研究開発振興課／医薬・生活衛生局監視指導・麻薬
　対策課事務連絡）

保険外併用療養費制度について

患者申出療養制度

https://www.mhlw.go.jp/moushideryouyou/professional.html

【厚生労働省】医薬品の適応外使用に係る保険診療上の取り扱いについて（周知依頼）

→医薬品の適応外使用に係る保険診療上の取り扱いについて

→添付資料 1（cdn.jsn.or.jp/news/document1.pdf）

→添付資料 2（cdn.jsn.or.jp/news/document2.pdf）

公知申請

https://www.pmda.go.jp/review-services/drug-reviews/review-information/
p-drugs/0016.html

https://www.mhlw.go.jp/bunya/iryouhoken/topics/110202-01.html

医療用医薬品製造販売業公正取引協議会（公取協）　医薬品業等告示および公正競争規約、同施行規則、同運用基準

　医薬品業等告示

　医療用医薬品製造販売業における景品類の提供の制限に関する公正競争規約
　規約

　医療用医薬品製造販売業における景品類の提供の制限に関する公正競争規

約施行規則

施行規則

- Ⅰ-1 景品類提供の原則に関する基準
- Ⅰ-2 寄附に関する基準
- Ⅱ規約第4条の運用基準
- Ⅲ-1 必要・有益な物品・サービスに関する基準
- Ⅲ-2 医学・薬学的情報に関する基準
- Ⅲ-3 試用医薬品に関する基準
- Ⅲ-4 調査・研究委託に関する基準
- Ⅲ-5 自社医薬品の講演会等に関する基準

製薬協コード・オブ・プラクティス

2019年 IFPMAコード・オブ・プラクティス 日本語

2019年 IFPMAコード・オブ・プラクティスQ&A 日本語

営業担当としてのメディカルアフェアーズ

MAの職務、特にMSLなど現場での職務は、営業担当者の役割を持たない。これはMAの職務ではなく、場合によっては、コンプライアンス違反となる可能性がある。ヘルスケア製品の適応外の使用を推進しないという方針に従えば、MSLおよびMA部門内で顧客へ対応するメンバーは、製品を販売することや適応外使用を推進することはない。

営業担当者とMAの専門家が一緒にHCPを訪ねることは、コンプライアンスについてグレーゾーンになる。どのようにコンプライアンスのバランスを保つのか？ 営業担当者がMAのいる部屋で、適応外使用について話し合おうと提案することができるだろうか？（答えはいいえ。そのような提案をMAからすることもあり得ない）。HCPが提示した適応外使用の議論に変わり、その後の販売契約に至ったとしたら？これこそがまさにグレーゾーンである。いくつかの企業では、営業担当

者と MA は同時に HCP を訪問しないと明確に決めている。この方法は、2 部門で専門的かつコンプライアンスを遵守してどのように協働すべきかについてのトレーニングが十分できていない組織では、非常によい考えといえる。しかしながら、この方法では、2 部門のメンバーがお互いに与えることができる付加価値が減ることになる。その付加価値とは、MA が営業担当者のエリア内の HCP を紹介できることや、営業担当者が MA から科学的課題についての教育を受けられることである。

　他の企業では、SOP に MA と営業担当者がコンプライアンスを遵守したうえで連携する方法や、継続的トレーニング、コンプライアンスに適合しているかを保証する監査について記載している。個人的な意見だが、これは部門横断的なチームワークを促進し、教育レベルを向上させるのに最もよい方法である。関わりのある両部門にとって、専門性を持ってコンプライアンスを遵守しながら協働する課題であり、唯一の方法である。

● HCP への贈答

　このトピックは非常に多く議論されているもので、医療産業関係者がHCP へ贈答をすることは倫理的かどうかということである。贈答とは、研究活動の資金、寄贈品、講演料、食事代、旅費と広く定義されている。透明性の確保のため、Physician Payments Sunshine Act［米国］などの主導によって、そのような贈答は Centers for Medicare & Medicaid Services（CMS. gov）へ登録するようになった[15]。

　贈答の規則や法令には国や州での違いがある。そして、企業からHCP へ提供されたすべての資金をどのように取り扱い、追跡するかに

関するよい SOP を MA 部門として持つことが強く推奨されている（第
11 章「メディカルアフェアーズに関連する標準業務手順書」参照）。
MA として働いている者は、同じ学歴を持ち同じ臨床経験を持ってい
る HCP から、大抵お金持ちと見られている。しかし、企業からの贈答
／資金提供に関しては、お金持ちの方法を取ってはいけない。著者が
MA として働いた数年間、所属していた会社から HCP へ実際に贈答を
することについて正当な理由があったことは一度もなかった。一般的に
は、MA から HCP に贈答をする必要はない。もし必要があると考えた
場合には、考え直していただきたい。ホリデーカードや、教授就任祝い
の手紙で十分である。

　HCP との面会の最中や終了後に手頃なランチを提供する、または
ドーナツを差し入れることは、一緒に同じ時間を過ごしたことへの感謝
を表す常套手段である。すべてが記録され、透明であることが重要であ
る。著者の経験上、MA 部門から HCP に金銭が渡されることはめった
になかった（すべてのことが契約書に定義されている場合もあった）。
しかしながら、HCP から交通費、会議費用、特に研究のための資金を
直接要求されることは非常に多く発生した。前述の内容と関係するが、
会社の法務部門によって確認できる手順を持つことが重要である。すべ
ての資金提供依頼は、記録され、監視され、確認され、結論は依頼者で
ある HCP へ連絡される。そして、実際に行われた資金提供はすべて監
視される。研究に対する資金提供の確認は、科学的かつ戦略的な検討を
要するため、それだけで1章を要する。科学的とは、そのプロジェクト
が科学的、臨床的、統計的な意味があるかどうかであり、戦略的とは、
会社にとって適切であるかどうかを意味している。研究者主導研究のレ

ビュープロセスは、組織全体を標準化するためのSOP（第11章「メディカルアフェアーズに関連する標準業務手順書」を参照）で定めておくことを推奨する。

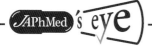

【コラム：日本での現状】

　日本では、景品表示法第31条の規定に基づく医療用医薬品業界の自主規制として、「医療用医薬品製造販売業における景品類の提供の制限に関する公正競争規約」があり、「医療用医薬品、医療機器又は衛生検査の取引を不当に誘引する手段として、医療用医薬品若しくは医療機器の使用又は衛生検査の利用のために必要な物品又はサービスその他正常な商慣習に照らして適当と認められる範囲を超えて景品類を提供してはならない」と記載されている。この規約中の「景品類」とは、顧客を誘引するための手段として提供する物品、金銭その他の経済上の利益とされている。また、「国家公務員倫理規程」において製薬企業の1つの組織であるMA部門も利害関係者とされている。

　MA部門は販売促進活動を行わない組織ではあるが、MA部門が企画／運営する各種イベント、アンメットメディカルニーズを解決するためのエビデンス創出に伴う活動、メディカル活動における資材作成等において、講演や監修に対する謝礼や旅費などの支払いが発生することがある。これらについては日本製薬工業協会の「企業活動と医療機関等の関係の透明性ガイドライン」および「企業活動と患者団体の関係の透明性ガイドライン」に準拠し、各社の指針に基づいてMA部門の活動も包括されたうえで支払い情報が公開されている。

　運用基準ならびに社内体制の整備や罰則といった経営陣の責務はもちろんのこと、MA部門個々の担当者も責任持った対応が求められ、ここに馴れや妥協は許されない。

メディカルアフェアーズの
業績評価

第10章 メディカルアフェアーズの業績評価

- ●営業成績ではない
- ●適切かつ関連性のある指標
- ●評価指標の例

　上級管理職の人は、次のように尋ねるだろう。

　「MA の業績を営業と区別するため、生み出した利益に基づいて評価しないのであれば、MA の業績はどのように評価すればよいのか？」

　もっともな質問である。しかしその答えは、その企業における薬事、臨床部門、安全性部門のようなサービスを提供している部門にある。これらの部門はいずれも生み出した利益に基づいて評価されていないからである。ただし、提供されるサービスの質や時間など、さまざまな業績の測定基準がある（決められたタイムスケジュール内に組み入れられた患者数で評価される臨床研究を考えた場合、組み入れられた患者数は、臨床部門の典型的な評価基準である）。

　MA に関連する業績評価指標を考える前に、その企業が MA とはどのようなサービスを提供できるのかを検討することは重要なことである。企業の目標によって、またその組織の構成によってこれらに差異があるのは明白である。MA 部門のサービスは、トップダウン方式で重要業績評価指標（KPI）とリンクする必要がある。最初に企業の事業に対しての KPI を設定し、次にそれらの KPI を満たすであろう MA に関連するサービスをリンクさせる。MA のパフォーマンス評価指標を決めるのによい方法は S.M.A.R.T（Specific：特異的、Measurable：測定可能、Attainable：達成可能、Realistic：現実的、Time related：時間

との関連性）の基準を使用することである。端的にいうと、すべての評価指標は、定量化が可能であり、時間と関連付けなければならない。繰り返しになるが、最初にMA部門における部門のKPIを決め、次に部門の各メンバーにそのKPIを細分化（トップダウン）すること。MA部門の評価指標に関する完全なリストを示すことは、組織の構成に強く依存するため不可能である。とはいえ、妥当と考えられる評価基準のいくつかの例を以下に示す。

MAが提供するサービスのレベルおよび品質は、部門がチームに提供し、各チームメンバーが正常に完了しなければならない継続的な教育に大きく依存する。したがって、部門メンバーの専門的特質を評価するために教育成績を指標とするのは適切であろう。その他の指標としては、コンプライアンス、品質およびMAが提供した具体的サービスがある。

部門レベルでは、以下のパフォーマンス評価指標が考えられる。

教育
- 予定通りに実施された通常の教育セッションの数
- 教育的な試験に合格したMAメンバーの割合
- 1年間（あるいは一定期間内）に実施された新規採用者に対する教育実施回数

品質／コンプライアンス
- SOP更新にすべて対応したMAメンバーの割合
- 計画された教育課程をすべて履修したMAメンバーの割合
- 模擬監査で100％のコンプライアンスを実現できたMAメンバーの割合

サービス
- HCPからの科学的な質問に対してMAが決められて24時間以内に回答した割合
- HCPからの要望による外部の教育セッションのうち、予定のX回を超えて実施された回数
- 要望を受けてからX日以内（未定）に実施された外部の教育セッションの割合

- 会社が規定した X 回以内で完了したソートリーダー（KOL）との面会数
- データベースに新たに登録されたソートリーダー（KOL）の数
- IICT の資金提供に関する審査を期日（期日を規定する）までに完了した割合
- 期日（例：7営業日以内）までに実施できた宣伝／広告の審査の割合

このリストは、あなたの部門のニーズや MA が提供するサービスに合わせて変更する必要がある。また、このリストは SMART パフォーマンス評価指標を決めるときの参考となる。部門レベルで業績評価指標が定義されている場合には、指標は個人レベルに細分化する必要がある。部門の KPI に関連しないような個人レベルでの評価指標がない（あってもごくわずかな）ようにすることは、管理者の責任である。

第11章

メディカルアフェアーズに
関連する標準業務手順書

第11章 メディカルアフェアーズに関連する標準業務手順書

● 一般的な標準業務手順書（SOP）について
● 配布出版物の著作権
● 宣伝および広告についての委員会審査プロセス
● HCP へ提供された金銭的価値のあるものについての追跡プロセス
● IICT への資金提供依頼に関するレビュープロセス
● HCP からの適応外使用に関する疑問への適切な対応プロセス

　SOP はヘルスケア業界にとって（のみならず）必要不可欠なものであり、品質保証、コンプライアンス基準の遵守、業務の標準化、安全性の確保および継続教育などがある。SOP の作成、更新、SOP トレーニングには、多くの労力と時間が必要である。MA 部門は、会社全体に関連する SOP（有害事象の報告プロセスなど）、および MA 業務に特有ないくつかの SOP（MA 以外に適用される可能性もあるが）についてのトレーニングを受ける必要がある。

　一般的に SOP には以下のことが求められる。
● 読みやすい
● 簡潔である
● 長すぎない（よく勘違いされている）
● 日常的な改訂が容易である

以下に、一般的な SOP の目次の例を示す（会社ですでにテンプレートがある場合は、それを使用すること）。

● SOP ごとに識別が可能なヘッダー

● SOP の目的

● 対象範囲

● 手順

● 参考資料

● 定義集（略語）

● 承認（日付および署名）

　新規 SOP についての作業を開始する前に、本当にそれが必要かどうかを検討することは有用である。恐らくあなたが記述しようとする手順は、SOP を記載するうえで時間を要するようなルーチンのものでもなく、特別な品質のレベルを要求するものでもない。SOP は、一般的によく実施する手順や標準化された手順のうち規制や法令遵守の必要がある場合に役に立つ。また、SOP は、確実に一定の品質レベルのサービス提供を保証したい場合にも、非常に有効である。MA には多くの手順があり、提供するサービスも多岐にわたるため、それらすべてについて SOP を書くことはほぼ不可能であり、常に更新する必要があるため、悪夢のような状況になりかねない。したがって、新しい SOP を記載する前によく考える必要がある。

　SOP が必要と思われる場合は、その SOP を誰が使用するのかを慎重に検討する必要がある（所属する部門以外の人が使用することも考え

る）。最終版のSOPは、それが適用される部門においてテストされるべきであるが、「テストする時間がない」という理由で、テストは忘れがちになることが多い。SOPを読んだ人は内容を理解して、それに従うことができるだろうか？　以下にMA部門専用のSOP例をいくつか示す（他の部門にとっても有用なものがある）。

配布出版物の著作権

　MAは、査読済みジャーナルの科学論文をHCPおよびその他の顧客に配布するサービスを提供する。これらの論文は（ほとんどの場合）、地域によって異なる著作権法で保護されている。法律を遵守して出版物を配布する方法に関するSOPには、以下の内容が含まれる。

- 誰が科学論文を配布することができるか。
- 文献の要求をどのように記録に残すか。
- 著作権はどのような場合に必要か。
- コンプライアンスの地域差。
- 正しい著作権料の支払いを保証する方法。
- 著作権料の支払いは誰かを確認し、それをどのように記録するか。
- 著作権についての情報をどのように文献を受け取る者へ伝えるか。

宣伝および広告についての委員会審査プロセス

　宣伝・広告の審査委員会はMAの重要な機能であり、臨床的かつ科学的な情報を提供し、マーケティングでのすべての説明が十分にデータに裏付けられることを保証する。通常はMAを代表して治療分野の専門家が、科学的な審査を実施する。宣伝・広告の審査にあたるチームメ

ンバーにはほかに、マーケティング、法務担当者、薬事担当者および他の関連部門の代表者が含まれる。宣伝・広告用資材は、厳しい規制があるので、企業は時間と労力をかけて、社外へ持ち出す前に、すべての資材のコンプライアンスを確認する。このプロセスの標準化のためには、以下を含むわかりやすいSOPが有用である。

● 宣伝・広告についての審査を受けなければならない資材は何か。

● コンプライアンスの地域差。

● 誰が審査に加わる必要があるか。

● 審査のプロセスはどうすればよいのか。

● 審査の理想的タイムライン。

● 資材はいつ承認されるか。

● 承認された資材には誰のサインが必要か。

● 迅速に審査され承認されるのはどんな資材か。

HCPへ提供された金銭的価値のあるものについての追跡プロセス

企業からHCPへ提供された資金をトラッキングする必要がある。

第6章で述べたように、多くの活動は、金銭的価値があるとみなされ、MAにおいて典型的な活動は、教育助成金、臨床研究支援費用、顧問委員会への謝礼金などである。先ほども説明したように、これらの活動のトラッキングについて要求されるものには地域差が存在する。HCPへの金銭的価値のあるもののトラッキングプロセスに関するSOPには、次のようなものが含まれる。

● HCPに対する金銭的価値のあるものの定義。

● いつ契約が必要か。

●合意書／契約書に誰が署名するのか。
●MA 部門員が HCP への金銭的価値のあるものについてどのように記録に残すか。
●誰が、内部または（必要な場合）外部のデータベースにそのようなデータを入力する責任があるか。
●コンプライアンスの地域差。

IICT への資金提供依頼に関するレビュープロセス

　多くの場合、ヘルスケア企業の製品を使用して新規に臨床研究を開始することには、大きな関心が寄せられる。MA はこのような研究を最初に科学的に察知することになるため、研究責任医師の候補者からの要求に対して適切なレビュープロセスを規定しておくことはよい考えである。そのような研究は、実施中の企業主導治験や、特定の製品に関する企業の戦略的方向性と対立する可能性があるため、それらの要求についての審査を標準化する SOP は、非常に役に立つかもしれない。その SOP には以下の内容が含まれる。

●IICT とは何かの定義。
●プロジェクト審査用に提出する標準テンプレート（テンプレートは付録に含めてもよい）。
●誰が審査を進めるのか。
●審査プロセスはどうするのか。
●どのように審査依頼を記録に残すか。
●最終審査と結論について誰が署名するのか。
●その研究責任者に対して正式にはどのように伝えるか。

◯ HCP からの適応外使用に関する疑問への適切な対応

　HCP からの自社製品に関する科学的・臨床的な質問は、さまざまな部署（営業、薬事、医療情報、臨床など）を通して寄せられるが、一般的には、MA 部門の適切な専門家へ直接送られるべきである。質問で典型的なのは、ヘルスケア製品を適応外で使用することに関するもの、すなわちすでに検討した「適応外使用」に関するものである。これらの質問は、常に直接 MA が回答を求められる。第 9 章で述べたように、適応外使用の販売促進についてはさまざまな地域で禁止されている。製品の適応外使用に関する質問に対して、営業部門のチーム（製品の販売実績が給料の一部またはほとんど全部に反映される）が対応する場合には、何が販売促進で、何が科学的な質問に対する適正な回答にあたるのかを明確に示すのは非常に困難である。そのため、適応外使用に関する質問はすべて MA に回される。対応プロセスの透明性を確保して、コンプライアンスを遵守して実施するために、以下の点で SOP が役立つ。

● 適応外使用に関する質問とは何かの定義。

● そのような質問は組織内でどのように割り振られるか（MA へ）。

● 質問はどのように記録されるか。

● その質問が現行の適応外使用に当たることを HCP に伝えるための標
　準的な回答は何か。

● 誰がどのようにその質問に回答するか。

● その対応をどのように記録・保存するか。

第12章

メディカルアフェアーズ
研修提供者

　以下に、MA 専門職に関するトレーニングおよび教育を提供している団体を、簡潔な注釈付きで示す。ほかにも利用可能なものはないか、また、個別のニーズに合っているかを慎重に検討する必要がある。

- Drug Information Association, DIA：MA メンバーに関連した会員資格がある。DIA は、オンラインイベント、Web セミナーから数日間のコースまで、質の高い教育を提供している。
  http://www.diaglobal.org/en

- The Center for Professional Innovation and Education, CfPIE：医薬品、医療機器いずれについてもグローバルなさまざまな種類の教育コースを提供している。医療機器に関する優れたコースがいくつかある。
  http://www.cfpie.com/content/home.aspx

- Pharmaceutical Education & Research Institute, PERI：長期間のプログラムを含む高度な製薬トレーニング。より包括的なレベルの教育のための Pharmaceutical Medicine Certificate Program についても確認してほしい。
  http://peri.org

- Brookwood International Academy：高いレベルの GCP トレーニングを提供している機関のひとつ。

http://brookwoodacademy.org

- British Medical Journal, BMJ e-learning：治療分野の根拠に基づく医療トピックに追随するための Web ベースの教育システム。
  http://new-learning.bmj.com

- Barnett International：すべてのフォーマットにおける臨床研究に関するトレーニングを幅広く提供している。
  http://www.barnettinternational.com

メディカルアフェアーズに
ついての最終章

メディカルアフェアーズについての最終章

　ヘルスケア企業にとって、MAは投資する価値のある重要な機能である。優良なMA部門が提供するサービスは、内部関係者のみならずHCPなどの外部のステークホルダーからも高く評価される。MAは古くから大規模な製薬企業に存在したが、変わりつつある。バイオ関連企業や医療機器メーカーなど、他のタイプのヘルスケア企業がMA部門を設置しつつあるか、設置を検討している。慎重な計画と賢明な人材雇用により、数年のうちに強力なMA部門が企業価値を高めることになるだろう。

　社員とその社員のキャリアプランにおいて、MAは大きく成長するチャンスのある興味深い領域である。MAへの「入口」は、臨床、マーケティング、R&D、薬事、安全性その他のさまざまな部門にある。MA組織は、管理型の職位に、よりリーダーシップを付加することや専門性の高い職位により専門性を高めるなど成長することが可能である。

　HCPにとって、高度に訓練されたMA担当者とのやりとりは大きな価値を提供すると認識されており、疑いなくその企業に好印象を与えるだろう。そのことによって、科学的な基盤のある会社として信頼に値する企業であるというブランド価値までが加わる。

　現在、MAはヘルスケア企業の重要な機能であり、企業のブランド価値の一部であり、そして、すばらしいキャリアオポチュニティである。

　MAは今後成長する分野なのである。

参考文献

1. Oxford Center for Evidence Based Medicine. Website, 2015. http://www.cebm.net/
2. The Cochrane Library. Website, 2015. http://www.cochranelibrary.com/
3. ICH. E6 Good Clinical Practice. Website, 2015. http://www.ich.org/products/guidelines/efficacy/efficacy-single/article/good-clinical-practice.html
4. World Medical Association. The Helsinki Declaration (latest version). Website, 2015. http://www.wma.net/en/30publications/10policies/b3/
5. Petrie A, Sabin C. Medical Statistics at a glance. Website, 2015. http://www.medstatsaag.com/
6. FDA. FDA: Food and Drug Administration website. Website, 2015. http://www.fda.gov/
7. EMA. EMA: European Medicines Agency website. Website, 2015. http://www.ema.europa.eu/ema/
8. EU commission. MDD: EU Medical device directive. Website, 1993. http://eur-lex.europa.eu/legal-content/EN/ALL/?uri=CELEX:31993L0042
9. Medical Science Liaison Society. Website, 2015. http://www.themsls.org/
10. National Library of Medicine N. PubMed. Website, 2015. http://www.ncbi.nlm.nih.gov/pubmed
11. Elsevier. Embase. Website, 2015. https://www.elsevier.com/solutions/embase-biomedical-research
12. International Committee of Medical Journal Editors. Website, 2015. http://www.icmje.org/
13. PubSTRAT publication planning software. Website, 2015. http://www.pubstrat.com/
14. Eguale T, Buckeridge DL, Verma A. Association of off-label drug use and adverse drug events in an adult population. JAMA Internal Medicine 2015; 1-9. http://dx.doi.org/10.1001/jamainternmed.2015.6058
15. Centers for Medicare and Medicaid Services, CMS. Website, 2015. https://www.cms.gov/openpayments/

メディカルアフェアーズ サイエンスとビジネスの間に架かる橋

2020年8月3日　　　第1版第1刷発行

■著者　　　　　　Peter Kruse, MD, PhD
■監修　　　　　　一般財団法人 日本製薬医学会（JAPhMed）
■編集・制作・発売　株式会社協和企画
　　　　　　　　　〒170-8630　東京都豊島区東池袋3-1-3
　　　　　　　　　電話　03-5979-1400
■印刷　　　　　　株式会社アイワード

ISBN978-4-87794-191-8　C0034　￥2000E
定価：本体2,000円＋税